FACULTÉ DE MÉDECINE DE PARIS

ANNÉE 1896 — THÈSE — N° 24

POUR

LE DOCTORAT EN MÉDECINE

Présentée et soutenue le 4 Novembre 1896, à 1 heure

PAR

Mlle Antoinette MYSZYNSKA

Née à Druhowo (Pologne), le 6 juin 1865
Ancienne externe des Hôpitaux de Paris
Médaille de bronze de l'Assistance publique

Contribution à l'Étude du Traitement

DES

NÉPHRITES INFECTIEUSES

PAR LA

TEINTURE DE CANTHARIDES

Président : M. POTAIN, professeur.
Juges : MM. FOURNIER, professeur.
LETULLE et GAUCHER, agrégés.

Le candidat répondra aux questions qui lui seront faites sur les diverses parties de l'enseignement médical.

PARIS
Imprimerie de la Faculté de Médecine
HENRI JOUVE
15, Rue Racine, 15

1896

FACULTÉ DE MÉDECINE DE PARIS

24

ANNÉE 1896 — **THÈSE** N° —

POUR

LE DOCTORAT EN MÉDECINE

Présentée et soutenue le 4 Novembre 1896, à 1 heure

PAR

Mlle Antoinette MYSZYNSKA

Née à Druhowo (Pologne), le 6 juin 1865.
Ancienne externe des Hôpitaux de Paris
Médaille de bronze de l'Assistance publique

Contribution à l'Étude du Traitement DES NÉPHRITES INFECTIEUSES PAR LA TEINTURE DE CANTHARIDES

Président : M. POTAIN, professeur.
Juges : MM. FOURNIER, professeur.
LETULLE et GAUCHER, agrégés

Le candidat répondra aux questions qui lui seront faites sur les diverses parties de l'enseignement médical.

PARIS
Imprimerie de la Faculté de Médecine
HENRI JOUVE
15, Rue Racine, 15
1896

FACULTÉ DE MÉDECINE DE PARIS

Doyen	M. BROUARDEL
Professeurs	MM.
Anatomie	FARABEUF.
Physiologie	CH. RICHET.
Physique médicale	GARIEL.
Chimie organique et chimie minérale	GAUTIER.
Histoire naturelle médicale	N.
Pathologie et thérapeutique générales	BOUCHARD.
Pathologie médicale	DIEULAFOY. DEBOVE.
Pathologie chirurgicale	LANNELONGUE.
Anatomie pathologique	CORNIL.
Histologie	Mathias DUVAL
Opérations et appareils	TERRIER.
Pharmacologie	POUCHET.
Thérapeutique et matière médicale	LANDOUZY.
Hygiène	PROUST.
Médecine légale	BROUARDEL.
Histoire de la médecine et de la chirurgie	LABOULBÈNE.
Pathologie expérimentale et comparée	STRAUS.
Clinique médicale	SEE (G.) POTAIN. JACCOUD. HAYEM.
Maladies des enfants	GRANCHER.
Clinique de pathologie mentale et des maladies de l'encéphale	JOFFROY.
Clinique des maladies cutanées et syphilit.	FOURNIER.
Clinique des maladies du système nerveux	RAYMOND.
Clinique chirurgicale	TILLAUX. BERGER. DUPLAY. LE DENTU.
Clinique des maladies des voies urinaires	GUYON.
Clinique ophthalmologique	PANAS.
Clinique d'accouchement	TARNIER. PINARD.
Professeur honoraire	M. PAJOT.

Agrégés en exercice :

MM.	MM.	MM.
ACHARD	GLEY.	RICARD.
ALBARRAN.	HARTMANN.	ROGER.
ANDRÉ.	HEIM.	SEBILEAU.
BAR.	LEJARS.	THIERY.
BONNAIRE.	LETULLE.	THOINOT.
BROCA.	MARFAN.	TUFFIER.
CHANTEMESSE.	MARIE.	VARNIER.
CHARRIN.	MENETRIER.	VILLEJEAN
CHASSEVANT.	NELATON.	WALTER.
DELBET.	NETTER.	WEISS.
GAUCHER.	POIRIER, chef des trav. anatomiques.	WIDAL.
GILBERT.	RETTERER.	WURTZ.
GILLES DE LA TOURETTE.		

SECRÉTAIRE DE LA FACULTÉ : M. CH. PUPIN.

Par délibération, en date du 9 décembre 1798, l'Ecole a arrêté que les opinions émises dans les dissertations qui lui seront présentées doivent être considérées comme propres à leurs auteurs, et qu'elle n'entend leur donner aucune approbation ni improbation.

A MON VÉNÉRÉ MAITRE :

MONSIEUR LE DOCTEUR H. BARTH

Médecin de l'Hôpital Broussais.

A MES MAITRES DE LA FACULTÉ DE PARIS

A MON PRÉSIDENT DE THÈSE :

MONSIEUR LE PROFESSEUR POTAIN

INTRODUCTION

Nous tenons à ce que notre premier et plus vif remerciement aille à notre éminent maître M. le Docteur Barth. C'est dans son service que nous avons fait nos premiers pas dans les hôpitaux de Paris, dirigée vers Broussais par une phrase entendue de M. le Dr Hanot au sujet des difficultés de l'enseignement clinique, phrase que nous nous permettons de répéter ici : « Il est impossible de bien enseigner l'auscultation et la percussion à moins d'avoir le talent populariseur de M. Barth. Mais, pour l'apprécier, il faut aller l'entendre professer à Broussais, il en possède seul le secret. »

Accueillie par lui comme bénévole et stagiaire, en 1892, c'est de ce maître préféré que nous tenons la plus grosse part de nos connaissances cliniques. Il a bien voulu nous donner le sujet de la thèse que nous soutenons aujourd'hui et nous a permis de recueillir les matériaux nécessaires à ce modeste travail, pendant toute l'année que nous avons passée dans son service comme externe et de les poursuivre jusqu'en juillet 1896. Pas plus que ses merveilleuses leçons cliniques au lit du malade, nous n'oublierons jamais la bonté et la bienveillance dont il nous a honorée au cours de nos divers séjours dans son service.

Nous avons eu le chagrin de perdre, au dernier jour de notre externat dans son service, notre regretté maître, *M. le Dr Ollivier*. Nous tenons à rendre hommage à sa mémoire. Il nous a témoigné une bienveillance paternelle et nous nous inclinons devant l'exemple élevé du devoir accompli qu'il nous a laissé, lorsque miné par la maladie, se sentant mourir et envisageant courageusement la mort, il venait jusqu'aux derniers jours faire son service à l'hôpital des Enfants malades.

M. le Dr Périer, chirurgien de l'hôpital Lariboisière, dans le service duquel nous avons eu l'honneur d'être externe pendant 6 mois, nous a témoigné une bienveillance dont nous garderons toujours un reconnaissant souvenir. Qu'il veuille bien agréer ici nos respectueux remerciements. *A la Maison Municipale de Santé*, nous avons été attachée successivement au service de *M. le Dr Mathieu* et de *M. le Dr Richardière*, qui ont bien voulu, au cours de notre année d'externat, nous donner des précieux renseignements cliniques. Nous les en remercions de tout notre cœur.

Nous remercions M. le prof. Tarnier et MM. les Drs Bar et Maigrier de nous avoir agréée en qualité d'élève dans leurs services et de tout ce que nous avons appris de leur enseignement magistral.

M. le Dr Desmelin, chef de clinique à la Maternité, rue d'Assas, nous a témoigné une grande bienveillance pendant que nous étions bénévole et stagiaire dans son service et nous a aidé au travail clinique par de précieuses indications. Nous lui exprimons toute notre reconnaissance.

Nous avons suivis, avec empressement, les belles leçons cliniques de M. le prof. Budin, professées pour la première fois, en 1896, à la Maternité de Paris. Qu'il nous soit permis de lui exprimer la plus profonde gratitude pour tout ce que nous avons appris de lui.

MM. H. Dufour et E. Sergent, internes des hôpitaux, nous ont témoigné une bienveillance amicale et nous ont aidé, au cours de notre année d'externat aux Enfants-Malades, de leur science et de leurs bons conseils. Nous les en remercions sincèrement.

Nous remercions nos excellents camarades d'externat M. L. Ungauer, interne des hôpitaux et M. A. Saint-Cène d'avoir eu l'amabilité de nous aider à la traduction de certains articles, nécessaires à la rédaction de cette thèse.

Enfin, nous donnons un souvenir à tous nos camarades qui, pendant 3 ans d'externat, ont bien voulu nous témoigner de bons sentiments de camaraderie, oubliant l'hostilité traditionnelle à l'égard d'un confrère en jupon. Leurs égards sympathiques nous laissent un excellent souvenir de notre séjour dans les hôpitaux de Paris.

I

HISTORIQUE

Ad extremos morbos, extrema remedia exquisite optima. Sect. 1. aph. 6.
Incipientibus morbis, si quid movendum videatur, move : vigentibus vero, quiescere melius est. Sect. 2. aph. 29 [Hippocrate].

La cantharide ordinaire, Lytta vésicatoria, appartient à l'ordre des coléoptères hétéromères, famille des trachélides, tribu des cantharidiens. Sa longueur est de 14-23 milimètres, sa largeur est de 5-7 millimètres. Elle possède des élytres flexibles d'un vert brillant, réfléchissant du bleu. Ses antennes sont noires, excepté le premier article qui est vert, ses ailes sont brunes, son odeur forte, désagréable, affectant les yeux.

La description de Dioscoride (dit Liebreich) montre quel insecte on employait dans l'antiquité. Il s'agit d'une espèce de cantharide, originaire de Chine dont les élytres ne sont pas vertes mais jaunes avec des raies noires, tranversales, l'antérieure interrompue. Sa longueur est de 18-20 milimètres. Geoffroy a émis l'opinion en 1763 que ce sont les mêmes insectes que l'on rencontre dans les pays chauds et en

Chine, connus sous le nom de *mylabris chicorii*. Déjà Dioscoride attribue l'action la plus puissante à la mylabre de chicorée. Dans les pharmacies, pour la fabrication des vésicatoires, on emploie encore un autre coléoptère *Lytta segetum* que l'on mêle à la vraie cantharide. On l'a distingue facilement de celle-ci en ce qu'elle est beaucoup plus petite et dorée. La teneur en cantharidine de la poudre de la vraie cantharide serait 0,50 pour 100 d'après le codex. Le Docteur Lacomme la fixe à 0,80 pour 100.

La mylabre de la chicorée employée souvent à la place de la cantharide commune dans les pharmacies et vendue dans le commerce sous le nom de cantharide de Chine, est plus riche en cantharidine que la cantharide vraie. Sa poudre donne, selon le Docteur Lacomme, 0,90 pour 100 de cantharidine.

Le Docteur Dietrich, par sa méthode qui tient compte de la cantharidine combinée, en obtient jusqu'à 1 gr. 03 pour 100. « Une des raisons de l'abandon de ce médicament, dit Liebreich, est l'absence de sécurité pour le médecin. Un dosage exact de la cantharidine est impossible, car les insectes employés contiennent de 0,3 à 0,6 pour 100 de cette substance. On administre donc dans certains cas le double de la dose que l'on voudrait donner. »

Hippocrate conseillait déjà les cantharides à l'intérieur dans l'hydropisie et l'anasarque. Il les administrait par la voie digestive, 3 ou 4 cantharides broyées,après leur avoir enlevé les ailes. Il avait observé aussi que ce médicament provoque parfois la dysurie et savait la traiter avec des bains chauds et des boissons émollientes. Il prescrivait d'enlever la tête, les ailes et les pattes, afin de donner à la masse de substance employée une activité plus grande. En effet dans ces parties il n'existe que peu ou point de matière active. *Dioscoride*, *Rhazes* confirmèrent l'utilité de l'emploi de la cantharide dans l'anasarque (cités par Liebreich).

Telle est aussi opinion *d'Avicenne*, (citée par le docteur Faivre, thèse 1865).« *Parum de eis provocat urinam valde,ideoque prodest hydropisi* ».Il y a deux siècles,*Borghée* signale déjà la cystite comme conséquence de l'action des cantharides, (cité par Liebreich). *Groenwelt*, médecin hollandais du XVIIe siècle,rapporte un grand nombre d'observations qui attestent l'efficacité des cantharides, unies au camphre, dans les hydropisies (thèse du Dr Faivre, Paris, 1865). *Defos*, qui exerçait à Alby, en 1770, dit avoir employé la cantharide en poudre avec succès dans les cas d'hydrothorax fort grave (cité par le Dr Faivre, thèse, 1865).

Chaumenton (art. Cantharides du dict. des sc. méd.), écrit les lignes suivantes : « J'ai moi-même retiré les plus grands avantages de la teinture de cantharides dans l'anasarque et l'ascite ; j'en faisais prendre d'abord V à VI gouttes chaque jour dans une solution de gomme et je suis parvenu à en porter successivement la dose jusqu'à 2 *gros* par jour sans qu'il en soit résulté le plus léger inconvénient. »

Au commencement du XIXe siècle, apparaissent les thèses de Guillot et Beaupoil (1803), Honnorat et Klippel (1807), Demay (1808), Champy et Puzin (1809), de Merlet (1815), qui vantent la teinture de cantharides prise en petite quantité comme « un excellent diurétique, stimulant, tonique et anti-spasmodique ». En 1812, la découverte du principe actif de la cantharide par Robiquet, professeur de l'école de pharmacie, contribue à attirer l'attention des praticiens sur ce médicament, condamné par la majorité des médecins au siècle dernier.

Biette et Alphée Casenave ont employé, avec succès, la teinture de cantharides à l'intérieur dans le traitement du psoriasis et de l'eczéma, allant jusqu'à la dose progressive de soixante gouttes, sans provoquer le moindre accident. (cités par Liebreich).

Giacomini de Padoue étudia vers 1835 l'action de la teinture de cantharides sur les animaux d'abord, ensuite sur des élèves de sa clinique. Dans son traité de matière médicale il rapporte des faits d'épanchements pleurétiques, guéris par la cantharide à la dose de 2 décigrammes en 12 pilules. Giacomini place la cantharide parmi les médicaments hyposténisants entre la digitale et les composés cyaniques, (cité par le Dr Callen, thèse Bordeaux, 1894).

Le professeur *Bouchardat*, dans son traité de matière médicale, en fait au contraire un stimulant général.

Morel Lavallé constate de l'albuminurie cantharidienne et le rapporte dans un mémoire présenté à l'Académie des Sciences en 1844.

En 1847, *Bouillaud* fait sa communication à l'Académie à ce sujet.

Le Dr Mendini a inséré dans les « Annali universali di medicina » (1845) un mémoire intéressant, portant sur 70 observations de congestion pulmonaire très grave, traitée avec avantage par la cantharide à l'intérieur et à haute dose (1 gramme en décoction dans 500 grammes d'eau).

Rayer (1844), dans l'œuvre qu'on a surnommée « Archives des maladies rénales », dit s'être servi avec succès de la teinture de cantharides dans les néphrites épithéliales à la dose de XII gouttes (cité par le Dr Callen, thèse, 1894).

En 1865, le *Dr Faivre* rapporte dans sa thèse 13 observations d'épanchements pleurétiques (dont 10 guéris), traités par la teinture de cantharides à l'intérieur à la dose de X gouttes.

Voici l'opinion *de Gubler* sur la cantharidine : La cantharidine stimule la sensibilité, active la circulation capillaire, la calorification et les sécrétions et peut transformer une congestion chronique de la peau en inflammation aiguë ou subaiguë, susceptible de résolution. Ainsi, elle modifie avantageusement des catarrhes bronchiques anciens et des dermatoses invétérées, notamment le psoriasis, l'eczéma rebelle et l'éléphantiasis des Grecs.» (*Ambroise Paré* a guéri une noble dame de l'élephantiasis au moyen de la teinture de cantharides; cité par le Dr Faivre, thèse).

Grisolle a employé la teinture de cantharides à la dose de VI à XXV gouttes chez une dizaine des malades, dans les néphrites. Sur ce chiffre il a obtenu deux guérisons (cité par le Dr Callen, 1894).

En 1878, paraît la thèse du Dr Coutisson « sur les effets physiologiques et thérapeutiques de la cantharidine dissoute dans le chloroforme ». L'auteur observe que la cantharidine augmente l'appétit et qu'elle provoque du côté des reins une irritation sécrétoire, parfois utile et médicamenteuse, en même temps que la diurèse.

Dans les derniers temps enfin apparaissent d'importants travaux de laboratoire, expérimentant la toxicologie, la physiologie et l'anatomie pathologique à la suite de l'administration de la cantharidine ou teinture de cantharides à l'intérieur à dose toxique : ce sont ceux de Lissoude, de Radecki, de Galippe, Aufrecht, de MM. Cornil et Brault, Moses, Brocwiz, Coutisson, Stocker, de Delpech et Guichard, d'Ida Eliachoff, etc.

Mais la clinique au contraire semble avoir oublié pendant tout ce temps le médicament, tant vanté par les anciens. En revanche le vésicatoire qui, outre son action révulsive, n'est le plus souvent qu'une absorption de cantharidine à haute dose par la voie épidermique, occupe une place très respectable dans les moyens de combattre les bronchites, pleurésies, pneumonies, hydropisies articulaires, etc., etc. Le public ignorant, ravi de voir la quantité d'eau que fait sortir du corps l'emplâtre vésicant, s'en sert à tort et à travers : sans demander l'avis du médecin; les gens au moindre malaise se collent de gros vésicatoires sur l'estomac, le cœur, les jambes, les bras, la poitrine, et le nombre d'intoxications par la teinture de cantharides absorbée de la sorte se multiplie, publié avec raison par différents auteurs, mais qui n'oublient jamais en outre de souligner l'influence fâcheuse de la cantharidine sur le rein, de se féliciter que la teinture des cantharides a été bannie de la thérapeutique, concernant cet organe.

C'est alors que M. Lancereaux a le mérite de faire sa communication à l'Académie de médecine sur le traitement des néphrites épithéliales par la teinture de cantharides à la dose de VI à XII gouttes, apportant à l'appui de son opinion 36 observations. Cette communication soulève de vives protestations. Malgré cela, un an après, M. le prof. Cassaët fait une autre communication non moins importante à la Société de biologie sur le traitement des néphrites épithéliales par la teinture de cantharides.

Nous nous permettons de rapporter presque en entier plus loin cette communication peu citée et peu connue.

M. le Dr Sigmund, (cité par Liebreich), a signalé le premier que la teinture des cantharides augmente le taux de l'urée. Se basant sur ses propres expériences sur les animaux et sur les observations faites dans le service de M. le prof. Cassaët, le Dr Callen fait la même constatation, il ajoute en outre qu'augmentant la toxicité urinaire des brightiques la teinture de cantharides favorise la dépuration urinaire et mérite d'être placée parmi les diurétiques puissants,

En 1891, le cantharidate de potasse a été proposé par Liebreich contre la tuberculose : un demi milligramme en injections hypodermiques deux fois par jour : on peut élever la dose jusqu'à 2 milligrammes; laisser un jour d'intervalle entre les injections. La cantharidine, selon cet auteur, ayant une action élective sur les capillaires, déterminerait dans le poumon, dans le rein et au niveau des ulcérations laryngées une transsudation séreuse qui tuerait le bacille tuberculeux. Les éléments des tissus, c'est-à-dire leurs cellulles fixes, recevraient, grâce à elle, des substances nutritives plus abondantes. Leur prolifération normale deviendrait dès lors plus active et suffirait à amener la cicatrisation, malgré la présence des bactéries ; peut-être aussi celles-ci auraient-elles perdu leur nocuité.

Le Dr Heryng (cité par Liebreich) a noté en pareils cas une légère élévation de température.

Enfin le 26 octobre 1896 M. le Dr Du Casal publia un travail non moins intéressant que ceux de M. Lancereaux et de M. Cassaët, intitulé : « La teinture de cantharides et l'albuminurie ». Ce travail qui n'a encore été cité dans aucune thèse, nous le reproduisons en tête de nos observations personnelles. Il est très concluant en faveur du traitement des néphrites épithéliales par la teinture de cantharides. M. le Dr Du Casal, travaillant dans un hôpital militaire, où le malade se plie à la discipline, où les sujets sont jeunes, où le service est fait par les sœurs, ce qui donne une plus grande garantie pour l'exécution des ordres et pour le contrôle des effets produits, a donné un appui très sérieux à la théorie ressuscitée si heureusement par M. Lancereaux. Le seul reproche qu'on peut lui faire est celui-ci : le malade étant durant le temps nécessaire à la guérison au régime lacté, les sujets étant tous jeunes, les néphrites soumises au traitement rationnel de bonne heure, on pourrait se demander si elles n'auraient pas guéri aussi bien par l'emploi prolongé du régime lacté, à l'exclusion de toute médication active. Dans nos recherches aussi consciencieuses que possible, nous avons été moins heureux dans les résultats définitifs, mais il faut prendre en considération les conditions différentes. Le malade ordinaire des hôpitaux de Paris est un citoyen, souvent trop libre de commettre des imprudences concernant son état de santé. Il contrôle la médication prescrite, se prononce sur elle, soupçonne souvent qu'on le traite en sujet d'expériences. Il observe qu'on lui donne un médicament peu connu du public, qu'on prend soin de le lui administrer d'une certaine façon, que le chef s'y intéresse particulièrement. Donc, le malade après une conférence avec des voisins demande son exeat au moment le plus intéressant pour le clinicien et son observation reste inachevée. Quelquefois une amélioration rapide produit le même effet : exeat trop rapide. Dans d'autres cas le malade à la nostalgie de la viande, de la nourriture solide, dont on le prive à l'hôpital dans les cas de néphrites, et il s'en va pour pouvoir manger à son aise. Combien de fois malgré une surveillance rigoureuse, la famille apporte deux fois par semaine des provisions au malade, qu'il se garde bien d'avouer au service médical et l'albuminurie monte tout d'un coup, à la grande surprise du clinicien qui met tout sur le compte du médicament. Quelquefois le même effet est produit par l'obligeance d'un voisin moins malade qui partage son repas avec l'albuminurique.

D'autre part, de par la négligence du service civil on est souvent trompé sur la valeur des résultats obtenus. Les bocaux sont vidés à des heures irrégulières variant quelquefois de 1 à 6 heures du soir. Il nous est arrivé de voir des surveillantes marquer la quantité d'urine cinq minutes avant l'arrivée du chef de service par un tracé rapide de montée et descente, correspondant toujours à la même quantité de 1300 à 1500 centim. cubes, sans regarder le bocal du malade, alors que ce dernier évaluait lui-même la totalité des urines de 24 h. à 3 litres. Avec la température l'histoire est la même. Quelquefois aussi le malade vide sa potion dans son bassin en disant qu'il l'a prise.

Mise en garde par l'expérience contre ces causes d'erreurs nous avons marqué les urines tous les jours nous même indépendamment des feuilles du service, nous vidions les bocaux ou les faisions vider par le malade lui-même, toujours à la même heure. Grâce à l'amabilité de notre maitre M. le Docteur Barth nous avons eu durant tout le temps des expériences la même fiole de teinture de cantharides, préparée avec une conscience connue, par M. Vigier.

Nous donnions le médicament nous-mêmes en le faisant prendre dans un verre plein de lait en notre présence.

Nous avons pu de la sorte en poursuivant nos recherches éviter une partie d'ennuis et d'erreurs, mais tous les malades sur lesquels nous avons essayé le médicament n'étaient pas atteints de néphrite aiguë épithéliale seulement, et ceci a pu contribuer à fausser les résultats.

Dans les dix observations personnelles que nous citons il y a des artério-scléreux qui éliminent mal, dont le rein profondément altéré n'est plus susceptible de cure radicale. Nous sommes heureuven revanche de repporter un cas de tuberculose rénale et pulmonaire (Observation V personnelle) sur lequel la teinture de cantharides a eu une influence salutaire. Les lésions pulmonaires au 3e degré se sont sclérosées, l'albuminurie malgré la cessation du régime lacté a complètement disparu, l'état général de la malade s'est manifestement amélioré, se traduisant par une excellente digestion et un embonpoint notable.

Ayant laissé dans l'historique la parole aux Maitres nous nous contentons de rapporter nos observations personnelles, telles quelles, sans chercher à être très concluante nous-même. Quelques faits bien observés serviront peut-être dans l'avenir à ceux qui arriveront à un résultat définitif en plaçant la teinture de cantharides parmi les médicaments indiscutablement utiles et couramment employés.

II

Olaus Borch (mort en 1690) est le premier chimiste qui se soit occupé de l'analyse de la cantharide.

Se sont occupés après lui de la même question : Hoffmann, Antonius van Leuwenhoeck, Cochburn, Vigani, Charras, Thouvenel (1778), Beaufrois (1803). Enfin *Robiquet*, professeur à l'école de pharmacie, a découvert le principe actif de la cantharide, auquel il donna le nom de cantharidine.

La *cantharidine* $C^{10} H^{12} O^{4}$ ($C^{20} H^{12} O^{8}$), est un anhydride qui deviendrait un acide en absorbant 2 molécules d'eau, $C^{5} H^{6} O^{2} + 2 H^{3}$ (Thèse du Dr Lacomme, 1894).

Cet acide n'existe pas à l'état de liberté, mais il peut former des cantharidades de potasse. de soude, d'ammoniaque. Ces solutions traitées par l'acide acétique précipitent non pas l'acide cantharidique, mais la cantharidine, qui est son anhydride (d'après MM. Massing et Draggendorf).

Les cristaux de la cantharidine sont des tables rhomboïdales en prismes à 4 pans. Ils sont solubles dans le chloroforme, l'éther acétique, la benzine bouillante, la potasse et la soude, l'acide acétique bouillant et les graisses.

Les cantharidates solubles ont la même toxicité que le poids de cantharidine qu'ils renferment. Ils constituent d'excellentes préparations vésicantes.

La poudre et les autres préparations de cantharide doivent tous leurs effets à la cantharidine.

Préparation de la cantharidine. — Procédé de M. Lissoude. On prend 50 grammes de parties molles de cantharides. On les réduit en poudre grossière et on les introduit dans un appareil à déplacement avec environ leur volume de chloroforme. On déplace au moyen de ce liquide ; les liqueurs réunies sont distillées au bain-marie jusqu'à ce que le résidu soit en consistance d'extrait mou, celui-ci, repris par le sulfure de carbone et jeté sur un filtre, abandonne la cantharidine. On peut en obtenir ainsi 4 gr. 50 par kilogramme de cantharides. Pour nous rendre compte des dangers qu'on court par l'absorption de la teinture de cantharides à l'intérieur, voyons d'abord quelle est la composition du vésicatoire et quel en est le contenu en principe actif. D'après le Codex, l'emplâtre vésicant est composé de :

Résine d'éleni............	100 grammes
Huile d'olive..............	40 —
Onguent basilicum........	300 —
Cire jaune................	400 —
Cantharide en poudre.....	420 —
Total............	1260 grammes

Connaissant d'après Lissoude la proportion de

cantharidine par rapport à un poids donné de cantharide, il est facile de savoir quelle quantité de substance active est contenue dans un vésicatoire.

Admettons que pour la confection de ce dernier (dit M. le Prof. Cassaët dans son compte-rendu à la Soc. de Biolog.), on emploie 10-15 grammes de pâte préparée à l'avance (ce qu'a vérifié le Dr Callen) ; dans ces 10 grammes d'emplâtre (ce qui est un chiffre faible) il y a 3 gr. 50 de substance vésicante, lesquels contiennent 0 gr. 015 milligrammes de cantharidine pouvant être absorbée. Or la dose thérapeutique de VI gouttes de teinture de cantharides qui contient 0 gr. 00004 de cantharidine est 400 fois moins grande que celle qu'absorbent les malades par l'application d'un vésicatoire de moyenne grandeur (M. le Prof. Cassaët).

Les travaux récents les plus importants sur la toxicité des cantharides démontrent que la teinture de cantharides à *dose toxique* produit des désordres graves dans tous les organes de l'économie, qu'elle exerce sur les organes génito-urinaires une action funeste provoquant des lésions anatomo-pathologiques de néphrite épithéliale, parenchymateuse et interstitielle.

Le Dr Lacomme (thèse Lyon, 1894) après de nombreuses expériences personnelles, fixe le poids de cantharidine nécessaire pour tuer un kilogramme d'animal dans l'espace de 12 heures à 0 gr. 0025 milligrammes (les animaux de laboratoire, selon cet auteur, subissent l'influence de la cantharidine de la même façon que l'homme et peuvent par conséquent servir de réactifs témoins dans l'étude de cette substance). Ainsi pour tuer un kilogramme d'animal dans les douze heures il faut 2 milligrammes et demi de cantharidine ; si l'on rapporte cette proportion à l'homme pesant 70 kilogrammes on voit qu'il en faut 17-18 centigrammes. Une dose de 4-5 centigrammes serait suffisante pour donner lieu à des accidents locaux et généraux graves.

Mais, sachant que la digitale est un poison du cœur, nous en obtenons journellement des résultats non moins salutaires dans les maladies de cet organe. Il en est ainsi d'autres médicaments. Qui de nous doute des dangers de la strychnine, de l'arsenic, de l'opium, de la créosote, de l'ergot de seigle à doses toxiques, mais qui aussi oserait nier aujourd'hui les services qu'ils peuvent rendre aux malades, administrés à propos, à petites doses, d'une certaine façon et sous la surveillance rigoureuse du médecin.

Voyons maintenant à quelle dose la cantharidine a été administrée dans les laboratoires pour provoquer les néphrites aiguës :

M. Cornil injectait aux lapins pesant deux kilogram. 5 milligr. à 1 centigr. de cantharidine. *Galippe* posait sur la poitrine de l'animal un vésicatoire $0^{m}25 \times 0^{m}25$ maintenu par des moyens appropriés plus de 40 heures. *Anfrecht* a fait 25 injections à un lapin en les espaçant d'un à deux jours à peine ; il administrait à chaque injection une dose de 0g,0025 presque suffisante pour tuer l'animal (il se servait de cantharidine, et non de teinture de cantharides). *Schachowa* fait adsorber 1 gramme de poudre de cantharides par jour à un chien de taille moyenne, et cela pendant six semaines (1 gramme de poudre = 7 — 8 milligrammes de cantharidine). *Ida Elias-choff* fait des injections hypodermiques à des lapins d'un centigramme de solution éthérée de cantharidine ; *Moses* (thèse de Wurzburg 1885) badigeonne le flanc gauche d'un lapin sur l'étendue de 60 centimètres carrés (rasés précédemment) à 15 reprises pendant 12 jours consécutifs avec de la teinture de cantharides. Qu'y a-t-il d'étonnant que ces doses sérieuses de cantharide aient donné comme résultat des lésions histologiques non moins sérieuses et des symptôme pathologiques alarmants pendant la vie des victimes ?

Nous reproduisons ici la description de Radecki (cité par le Dr Lacomme) des phénomènes d'intoxication par la cantharidine cantharidine. Cet auteur a observé l'accélération de la respiration et de la circulation, dyspnée aboutissant à l'arrêt de la fonction respiratoire, en même temps narcotisme, puis convulsions générales. La mort, d'après Radecki, vient de ce que les hématies paralysées par le poison cantharidien ne peuvent céder leur oxygène aux tissus. La cantharidine agit plus rapidement sur les muqueuses que sur la peau. Dans un cas comme dans l'autre, il y a production d'exsudat, mais sur les muqueuses, celui-ci est plus dense et prend rapidement l'aspect de fausses membranes ; l'aboutissant est l'ulcération. Quand la cantharidine est ingérée à dose toxique par la voie stomacale, elle agit à la façon des caustiques : salivation, nausées, vomissements. Les muqueuses des voies digestives sont rouges, enflammées, couvertes d'une couenne blanchâtre ; on y trouve parfois des ecchymoses. Une partie du toxique dissous dans les graisses est éliminé par les fèces. Une autre partie passe à l'état de combinaison saline soluble et est absorbée.

Le Dr Coutisson (thèse 1878) a observé dans les cas d'intoxication par la cantharidine que l'activité génitale est accrue, il y a de la contraction pénienne; les corps caverneux s'enflamment et peuvent être atteints par la grangrène. La sensibilité n'est atteinte qu'en dernier lieu, de même que l'intelligence dont l'obscurcissement est précurseur de la mort.

Lésions anatomo-pathologigues. — MM. Cornil et Brault notent la présence d'exsudats entre la capsule et le bouquet glomérulaire ; les cellules endothéliales de la capsule sont tuméfiées, les anses glomérulaires adhèrent entre elles.

Les tubes contournés dilatés renferment des globules blancs et des exsudats emprisonnant des globules rouges. Les cellules des tubes sont altérées. Dans la zone des pyramides, les anses de Henle et les tubes collecteurs montrent de nombreux cylindres hyalins. Le tissu conjonctif est lui-même altéré ; on trouve le long des artérioles une quantité notable de petites cellules rondes indiquant une néphrite diffuse.

Nous croyons devoir nous arrêter un instant sur le travail important d'Ida Eliachoff sur l'action de la Cantharide sur le rein. (Virchow's. Arch., t. 94, p. 323). L'auteur étudie les altérations rénales produites par la Cantharide d'après des expériences faites sur des lapins, qui reçurent 0 gr. 1 centigr. de solution éthérée de cantharidine en injection hypodermique. L'animal fut sacrifié peu de temps après l'injection. Les glomérules et les canaux urinifères étaient atteints. Les glomérules le furent en premier lieu, (déjà au bout d'une demi-heure), présentant les caractères d'une glomérulo-néphrite avec exsudat albumineux et issue des lencocytes et d'hématies portant obstacle à l'élimination de l'urine.

Il ne se trouve d'altération vasculaire en aucune autre partie du rein que dans la région des papilles médullaires, où l'on voit des leucocytes.

Les altérations des canaux urinifères n'atteignent leur maximum qu'en deux ou trois heures. Ce sont les mêmes dans tous les canaux et canalicules. Elles consistent en une destruction de la moitié interne des épithéliums, qui sont mis directement en liberté, soit, entrent en dégénérescence granuleuse. Beaucoup ont perdu leurs noyaux. La partie périphérique avec le reste des noyaux forme sur la membrane propre comme un mince revêtement presque sans discontinuité. Dans les tubes collecteurs de la substance médullaire, il y a une simple desquamation épithéliale. Il semble particulièrement intéressant que l'anurie se présente ici sans altérations anatomiques des capillaires glomérulaires, attendu que ces capillaires restent perméables à l'injection massive, et que leurs parois et l'épithélium qui les revêt semblent intactes. Il est également curieux que la masse qui remplit les canaux urinifères soit trop faible pour expliquer cette anurie.

L'auteur regarde comme incertain que l'élimination de la cantharidine se fasse par l'épithélium des canaux urinifères. En faveur de l'élimination par les glomérules se retrouve, indépendamment du fait qu'ils sont les premiers atteints, le fort gonflement des leucocytes dans leur intérieur, qui correspond aux altérations qu'ils présentent dans les tubes collecteurs des papilles médullaires.

Aufrecht a obtenu des néphrites interstitielles ; il suppose que l'exsudation abondante au niveau du poumon, gênant la respiration, peut contribuer à la mort.

Mode d'emploi de la teinture de cantharides :

Le médicament en question doit être administré

à doses fractionnées, progressives à l'état de grande dilution, à la dose de IV à XII gouttes, interrompu pendant un certain temps, après un mois au plus de son administration régulière tous les jours ; supprimé au moindre signe d'aggravation dans l'état du malade. Le malade sera soumis pendant tout ce temps au régime lacté intégral, qui contribue grandement à activer la puissance de tout médicament, destiné à modifier l'état morbide de l'appareil génito-urinaire, par ses qualités diurétiques, et en fournissant aux organes éliminateurs un repos nécessaire à leur reconstitution.

Physiologie

C'est avec intention que nous ne nous arrétons pas à la pathogénie du mal de Bright qui nous entraînerait trop loin du sujet de cette thèse, entièrement clinique, mais nous faisons une esquisse rapide de l'histoire de l'administration de la teinture de cantharides donnée à l'intérieur dans différentes maladies autrefois, dans les néphrites et cystites seulement depuis quelques années. Nous avons fait aussi l'historique des notions pharmacologiques, toxicologiques et anatomo-pathologiques liées à notre sujet, ces notions pouvant jeter un peu de lumière sur les faits cliniques, dont les déductions sont si délicates et souvent incertaines. Nous nous gardons aussi de faire dans ce travail l'anatomie, l'histologie et la physiologie de l'appareil uro-génital. Nous serions forcés de répéter les notions que tout le monde connaît, de discuter les théories, ce qui ressort tout à fait de notre compétence.

Chacun de nous sait que l'albuminurie n'est qu'un symptôme, tandis que la néphrite correspond à un état morbide. M. le Professeur Bouchard a suffisamment insisté sur les différentes variétés d'albuminuries qui peuvent être : cutanées, hépatiques dyspeptiques, cardiaques, pré-goutteuses, diabétiques, d'origine rénale, pour que nous ayons besoin de le faire.

Il est bien entendu que le traitement pour tous ces cas doit viser la cause, non le symptôme albuminurie seulement.

Les néphrites aigües étant caractérisées surtout par l'altération et l'insuffisance de l'éphitélium rénal, d'autre part, la teinture de cantharides étant un agent doué d'une affinité spéciale pour cet épithélium, dont elle facilite la chute et active la rénovation, l'idée de se servir de la teinture de cantharides dans le traitement des néphrites aigües infectieuses s'impose aux cliniciens. Telle est du moins l'explication qu'a voulu nous donner M. Lancereaux du dessein qu'il a eu de ressusciter le médicament abandonné depuis longtemps dans la pratique journalière, mais qui cependant depuis Hippocrate avait été employé avec succès pour combattre l'anasarque et les hydropisies.

Le côté physiologique de la cantharidine n'est pas suffisamment éclairé par l'expérimentation. Nous n'avons pas pu faire de recherches personnelles à ce sujet.

Nous apprenons de la thèse de M. Lacomme que pour être diffusée dans le torrent circulatoire, la cantharidine doit être transformée en cantharidate alcalin ; et pour qui sait la lenteur avec laquelle

elle se transforme en cantharidate de soude ou de potasse à la température ordinaire, il n'y a rien d'étonnant à ce que les cas, dans lesquels il en passe une partie dans la circulation, soient assez rares. La cantharidine pénètre facilement la peau, mais son insolubilité dans le sérum ou sa très lente combinaison avec les alcalis de ce milieu est la cause de sa difficile diffusion dans l'organisme.

Ceci explique peut-être le petit nombre d'intoxications par les vésicatoires, malgré leur application fréquente et prolongée sans contrôle médical, si répandue dans le public. Les cantharidates sont plus dangereux que la cantharidine à cause de leur solubilité dans le sérum sanguin. Insolubles dans les graisses, lorsqu'on s'en sert par les vésicatoires, ils pénêtrent peut-être la peau par les glandes sudoripares.

L'élimination de la cantharidine se fait par toutes les voies d'excrétion. Les reins sont sans doute l'émonctoire principal, mais pas unique. Le poumon est si souvent altéré dans le cantharidisme qu'on doit le citer comme organe d'élimination. Il en est de même de la muqueuse buccale, des glandes salivaires et de la peau. Cette dernière hypothèse se trouve justifiée par le ptyalisme qui suit l'administration de la cantharidine et par les résultats thérapeuthiques obtenus dans les dermatoses.

Pour expliquer l'action de la cantharidine sur le

rein et la vessie, Morel Lavallée et Martin Damourette la supposaient mise en liberté dans ces organes par l'acidité du milieu. Elle agissait alors d'une façon topique. Mais, dit Lacomme dans sa thèse, quand l'urine contient de la cantharidine elle *est alcaline*. Le Dr Lacomme, qui le signale le premier, ajoute que la canthadirine se trouve dans ces urines à l'état de combinaison saline. Les symptômes observés doivent être mis sur le compte du cantharidate soluble existant. Si la cantharidine (Dr Lacomme) exerce de préférence son action dans la sphère génito-urinaire, cela ne vient pas, comme l'a dit le Dr Coutisson (thèse 1878), de ce qu'elle est dissimulée dans le sang, grâce aux albuminoïdes qui se combinent avec elle, mais plutôt de ce que, noyée dans la masse sanguine, elle ne reprend son activité qu'en solution moins étendue. Il est évident que la cantharidine administrée par la bouche à doses petites et fractionnées, à l'état de grande dilution, ayant subi l'inflence des sucs intestinaux, ses propriétés irritantes ayant été atténuées, par l'absorption effectuée au niveau des épithéliums de l'estomac et de l'intestin, est beaucoup moins offensive pour le rein que celle qu'on injecte à doses massives et concentrées en injection hypodermique.

Différents auteurs signalés déjà, ont démontré que la teinture de cantharides relève le taux de l'urée et augmente la toxicité urinaire, abaissée au-dessous de la normale chez les brightiques.

Dans l'antiquité déjà les cantharides passaient pour être éminemment propres à réveiller ou à stimuler le sens génésique. Liebreich constate que de nombreuses variétés de pastilles à la cantharide, nommées « diabolini » sont mises dans ce but au service du public et qu'elles sont souvent cause d'empoisonnements par cette substance en Allemagne. Dans les expériences sur les animaux, on observe à peine un léger degré de priapisme.

Chez l'homme (observe M. Laboulbène, cité par Dr Coutisson), à doses thérapeutiques, ces symptômes sent exceptionnels. A doses toxiques, les érections se produisent par le même mécanisme que la blennorrhagie cordée. La cantharidine serait abortive, d'après Galien et Hippocrate.

OBSERVATION *sur le catarrhe pulmonaire aigü avec adynamie, guéri par l'usage intérieur des cantharides.* (*Thèse Paris, 1809. 23 août, par J. B. Purin*).

« *Fournier* de Simandre, âgé de 63 ans, d'une très « haute stature, sec, mélancolique, ayant été exposé au « commencement de brumaire à l'action du froid fut atteint « des symptômes suivants : frissons, enrouement, yeux « larmoyants, nez enchiffréné, toux, douleurs obtuses « dans la poitrine, expectoration d'une mucosité claire, « fièvre le soir ; le cinquième jour respiration gênée, « toux, douleurs profondes et erratiques, crachats sangui- « nolents, yeux rouges et saillants, langue blanche, pouls « vif, serré et fréquent, tête embarrassée, urines colo- « rées, ventre resserré. *Diète, tisane d'orge miellée, po- « tion oléomucilagineuse.*

« *Le 6e jour* délire, anxiété, respiration sibilante, sel- « les fétides : vésicatoires aux jambes ; *le septième* mê- « me état, *le dixième* expectoration d'une mucosité san- « guinolente épaisse, diminution de la douleur et de la fiè- « vre, mais abattement et faiblesse extrême. *Tisane de « polygala, sirop de quinquina, vin sucré.*

« Le quatorzième jour, aphonie, extrémités froides « et humides, dilatation des ailes du nez, fixité des yeux. « J'ai annoncé une mort prochaine ; le lendemain appelé, « contre mon espérance pour revoir mon malade, je le « trouvai assis sur son lit, la bouche phlogosée et pleine de « petites ampoules, ayant des nausées et des vomissements « glaireux assez fréquents, annonçant par ses gestes qu'il

« était dévoré par une soif ardente et qu'il souffrait beau-
« coup sur le trajet de la bouche à l'estomac ; son pouls
« était élevée, fréquent, inégal, l'épigastre tendre et dou-
« loureux, les urines supprimées, l'œil vif, la respiration
« assez libre. Etonné de l'état, autant que de l'espèce de
« résurrection de ce malade, je cherchai à en connaître la
« cause et je la trouvais bientôt dans un quiproquo de
« médicaments. La garde chargée de lui donner de 3 en 3
« heures une cuillérée à bouche d'électuaire de quinquina,
« m'avoua que s'étant trompée de vase, elle lui avait fait
« prendre une cuillérée de l'onguent destiné au pansement
« des vésicatoires ; c'était du basilicum, contenant 4 gr.
« de cantharides sur 3 décagrammes d'onguent ; la cuillé-
« rée pouvait équivaloir à un décagramme six grammes,
« donc le malade avait pris deux grammes (36 grains) de
« cantharide en poudre en une seule dose, et cela délayé
« dans de la tisane sans doute très chaude. Des fomenta-
« tions, fumigations, gargarismes et lavements émollients,
« des émulsions camphrées et nitrées, de la tisane de pou-
« let avec de la graine de lin remédièrent à ces accidents ;
« je combinai ensuite les toniques et les anti-spasmodi-
« ques avec les mucilagineux. Des urines épaisses, des
« sueurs abondantes, une diarrhée muqueuse terminèrent
« cette maladie. La guérison fut complète le quarantième
« jour à dater de l'invasion.

« Une remarque essentielle c'est que depuis cette heu-
« reuse méprise jusqu'à la fin il n'y a ni toux, ni difficulté
« de respirer, ni douleurs dans la poitrine, ce qui prouve
« que l'action des cantharides opéra une *métaptose* réelle
« de la phlegmasie pulmonaire sur les organes digestifs. »

Nous copions cette observation intéressante mot à mot bien qu'elle n'entre pas tout à fait dans le cadre de notre sujet. Par contre elle peut en être un complément utile.

OBSERVATION *extraite de la thèse du Dr Beaujean (Montpellier 1856), sur les épanchements pleurétiques, traités par la teinture de cantharides à l'intérieur (Résumée).*

Le 6 du mois de mai 1856, un jeune matelot fut atteint d'une maladie de Bright aiguë. On le soigne pour végétations syphilitiques sur le gland. On découvre de l'œdème de la face d'abord, puis de la partie interne des cuisses et des membres inférieurs. Douleurs dans les lombes s'irradiant dans les cuisses. Miction douloureuse. Urines rares, troubles, foncées, mousseuses. Au microscope on constate la présence de globules du sang. Fièvre. Albuminurie abondante. L'auteur ne dit pas à quel moment commence l'ascite. On administre : 3 saignées, purgatifs, ventouses scarifiées sur les lombes, nitrate de potasse, acétate d'ammoniaque jusqu'au 15 juin. Aucun des symptômes, sauf la fièvre, ne s'amendant, on administre la teinture de cantharides, en commençant par la dose de 0 gr. 20 à 0 gr. 40 centigrammes avec de très courtes interruptions. L'auteur ajoute que des violentes coliques se déclaraient lorsqu'on dépassait 0 gr. 50 de teinture de cantharides. Le 2 juillet, l'oppression est devenue extrême. On fait la paracentèse qui donne issue à 7 litres de liquide légèrement opalin. Le liquide s'étant reproduit le 12 juillet on fait la 2e ponction. On retire encore 5 litres de liquide. En quelques jours l'anasarque disparaît, l'albumine diminue. On continue la teinture de cantharides, jointe aux opiacés à cause de la diarrhée.

Le 5 août on constate encore un peu de sérosité dans l'abdomen ; on s'abstient de toute intervention chirurgicale. Malgré cela l'état général du malade s'améliore rapidement et le 24 août le matelot est renvoyé. Après un long voyage il arrive complètement guéri en France.

OBSERVATION *de M. le Professeur Laboulbène (résumée), (extraite de la thèse du Dr Coulisson, sur les effets physiologiques et thérapeutiques de la cantharidine, dissoute dans le chloroforme, Paris, 1878).*

Chausson Jean, âgé de 38 ans, homme de peine, est entré à l'hôpital St-Antoine, salle St-Louis, n° 2, le 8 juin 1868.

Cet homme a été pris la nuit du Dimanche de céphalalgie, de palpitations avec perte de l'appétit et de la vue : quelques douleurs vagues dans la région lombaire ; urination fréquente et douloureuse. Cet homme présente un peu d'œdème généralisé, de la bouffissure des paupières ; l'œdème des membres inférieurs est un peu plus prononcé. On compte 80 pulsations et 28 respirations ; le thermomètre marque dans le rectum 39°. Le 11 juin l'urine est brunâtre, foncée, elle contient des cylindres granuleux et de l'albumine.

Le 17 juin, injection sous-cutanée dans la région lombaire, de 10 milligrammes de cantharidine en solution dans le chloroforme. Deux jours après l'injection. la quantité des urines augmente. Ce traitement est répété une dizaine de fois jusqu'en septembre, mais on a diminué la quantité de cantharidine à 4 milligrammes pour ne pas produire d'eschare. On voit alors successivement les urines augmenter de quantité ; le 22 juin elles sont de 1400 grammes ; le 8 juillet, de 1500 grammes ; le 17 juillet, 2 litres ; le 20 juillet, 3 litres.

Le 12 août, on ne constate qu'un peu d'albumine dans l'intervalle des injections. Vers la fin du mois d'août, il n'y a plus d'albumine, et vers le 26 septembre on n'avait pas constaté pendant 26 jours la présence d'albumine dans les urines. Il sortit de l'hôpital guéri.

COMPTE-RENDU

A la Société de biologie, par M. le professeur Cassaet, de la faculté de Bordeaux, 1893, Paris.

(Les observations qui suivent ont été publiées tout au long dans la thèse de M. le Dr Callen. Bordeaux, 1893.

OBSERVATION I (résumée). — Un homme, 60 ans, entre à l'hôpital pour une dyspnée considérable et un point de côté gauche ; il présente un épanchement pleurétique séreux, de 1.500 grammes environ. On lui applique deux vésicatoires : l'un en arrière, l'autre au-dessous du mamelon, mais 3 jours seulement : ses urines deviennent alors fortement albumineuses. L'albumine diminue cependant le second jour et disparaît le troisième ; elle ne se reproduit pas les jours suivants. On administre alors au malade 4 gouttes de teinture de cantharides et les urines restent normales.

OBSERVATION II (résumée). — Un jeune homme de 22 ans entre à l'hôpital avec un œdème considérable des membres inférieurs et de la paroi abdominale, de l'ascite et de l'hydrothorax. Les urines sont rares (300 grammes par 24 h.) et contiennent un léger nuage d'albumine. Serrurier depuis l'âge de 12 ans, ce jeune homme s'est toujours surmené ; il a eu la variole, la fièvre typhoïde et une attaque grave de grippe, qui a immédiatement précédé les symptômes sus-indiqués. Son cœur est dilaté, la pointe déviée en dehors ; il se contracte mollement et irrégulièrement, mais il n'y a pas de souffle. L'emploi de la digitale, de la caféine, des purgatifs, des diurétiques salins, du régime lacté, etc., ne l'améliorant pas et n'augmentant nullement la sécrétion urinaire, on lui donne 4 gouttes de teinture de cantharides, et les urines s'élèvent à 950 gr. pendant que l'albumine diminue. Le lendemain avec 3 gouttes l'albumine disparaît complètement, tandis que les urines progressent jusqu'à 1,000 grammes. Après la cessation du médicament, elles tombent successivement à 750, puis 650, puis 600 grammes, jour où, le malade sortant de l'hôpital, il ne peut plus être observé.

OBSERVATION III. *Néphrite épithéliale aiguë* (résumée). — Une femme de 35 ans, émailleuse, entre à l'hôpital pour des coliques de plomb, contractées à la suite d'un surmenage énorme (16 h. de travail par 24 h.) Déjà en 1881 une première atteinte l'avait obligée à séjourner 6 mois à l'hôpital. Au moment de l'examen le foie est petit, la constipation opiniâtre, l'intolérance gastrique presque absolue : le régime lacté institué déjà depuis quelques semaines n'est toléré qu'à grand peine. Le cœur, les vaisseaux. le poumon, le système nerveux paraissent complètement indemnes ; seul le rein est malade. Depuis 2 à 3 jours les urines sont devenues si rares, qu'elles peuvent ne pas nécessiter la miction pendant 25 heures ; elles sont troubles, rougeâtres et l'analyse y décèle une quantité d'albumine au moins égale à 3 grammes. La situation restant la même, malgré le régime lacté, on prescrit 4 gouttes de teintures de cantharides et 3 gouttes le lendemain. Dès le premier jour les urines doublent presque de quantité ; elles sont très abondantes le second jour. En sens inverse l'albumine diminue puis disparaît d'une façon définitive.

OBSERVATION IV (résumée). — Une femme entre à la Maternité avec des signes manifestes de néphrite chronique diffuse ; ses urines renferment 17 grammes d'albumine. Quelques semaines après son accouchement, elle meurt avec du pus dans l'utérus, les trompes, le péritoine, la paroi abdominale et l'un des bassinets ; les reins sont gros, blancs, œdématiés.

Pendant la vie les différents diurétiques employés n'ayant produit aucun effet, on lui donne de la teinture de cantharides. Les urines sous cette influence font plus que doubler de quantité et contiennent une quantité d'urée beaucoup plus considérable que les jours précédents. Cette amélioration disparaît avec la cessation du médicament.

Conclusion : Dépuration beaucoup plus complète que par d'autres médicaments.

OBSERVATION V (résumée). — Une femme de 38 ans atteinte d'une néphrite épithéliale chronique, prouvée par l'autopsie, fut, à 3 reprises différentes traitée avec de la teinture de cantharides à la dose de 4 et 3 gouttes. Sauf de très légères variations, ses urines ne s'élevaient quotidiennement qu'à 250 grammes avec une densité de 0,011 ; elles contenaient 1 gr. 25 d'urée et 8 grammes d'albumine pour 24 heures. L'administration de la teinture eut les 3 fois pour résultat d'élever les urines à une quantité moyenne de 600 grammes par jour, la densité à 1,014, l'urée à 5 gr. 10 et de diminuer l'albumine jusqu'à 6 gr. Pour juger de l'amélioration apportée à la dépuration urinaire d'une manière plus complète que ne pouvait l'indiquer la seule analyse chimique, on procéda par injection intra veineuse chez le lapin à la recherche de la toxicité des urines avant et après l'administration de la cantharide.

TRAVAIL DE M. LE PROFESSEUR DU CASAL

Publié dans la Gazette hebdomadaire de médecine et de chirurgie, le 16 Octobre 1895 (N° 43. p. 508) sur la teinture de cantharides et albuminurie.

« J'ai depuis la communication de M. Lauceraux, (dit M. Du Casal) eu l'occasion, dans un certain nombre de cas de néphrites, d'appliquer le traitement préconisé par lui, et ce sont les résultats que j'ai obtenus à mon tour que je consigne ici. Je m'empresse de dire qu'ils ont été de tous points confirmatifs de ceux qu'il annonçait à l'Académie. Bien que j'ai employé le traitement plus souvent, je ne rapporterai dans ce travail que les observations de 5 malades traités à l'hôpital, ne possédant pas les observations de trois autres malades traités en ville. Dans cinq cas, quatre fois le traitement par la teinture de cantharides a amené la guérison complète des malades et ce résultat a été obtenu avec une surprenante rapidité ; dans le cinquième je n'ai pu obtenir qu'une amélioration considérable, mais non la guérison.

« Les trois premières observations sont celles de malades atteints de néphrite aiguë de cause mal définie, peut-être à *frigore* et, pour un cas, consécutive à une pneumonie traitée par l'eau froide. Les deux dernières observations sont relatives à des néphrites d'origine scarlatineuse. »

OBSERVATION I. (Résumée). G. F..., âgé de 22 ans, soldat au 31e d'artillerie, entré à l'hôpital le 24 mars 1894.

Le malade présente de l'œdème généralisé, qui a commencé par la face et les symptômes d'une bronchite. Urines 1500 grammes par 24 heures; l'albuminurie très abondante n'a pas été dosée.

Le 25 mars le malade est mis au régime lacté intégral et dès le lendemain on commence l'administration de la teinture de cantharides à la dose initiale de IV gouttes, augmentée chaque jour de II gouttes jusqu'à concurrence de XVI gouttes, chiffre qui est atteint le 3 avril et qu'on ne dépasse pas, ayant obtenu la rétrocession de l'œdème, la disparition de l'albuminurie, l'augmentation du taux des urines par 24 heures à 3000 c. c. Quelques jours après le malade est mis au régime ordinaire de l'hôpital, l'albuminurie ne reparait plus malgré cela. Le 10 mai, le malade quitte l'hôpital guéri.

OBSERVATION II. (Résumée). Goa..., âgé de 23 ans, entre à l'hôpital le 17 décembre 1894 pour une pneumonie fibrineuse, à caractère très sévère. Le 15 janvier le malade guéri de sa pneumonie demande sa sortie. Le même jour ayant observé dans l'après midi la pâleur et la bouffisure de la face du malade, M. le D[r] Du Casal analyse ses urines et trouve de l'albuminurie en masse. Le lendemain la température monte à 40°, apparaissent des vomissements bilieux et une congestion pulmonaire intense. Du 16 janvier au 18 février le malade est menacé d'asphyxie, provoquée par l'œdème pulmonaire et par l'intoxication urémique. Lès urines descendirent à 450 c. c. par 24 heures et l'analyse y décèla jusqu'à 12 gr. 50 d'albumine par litre.

Sous l'influence de la digitale associée à la caféine, ergotine et l'iodure de potassium, le 18 février le taux des urines par 24 heures, atteint 4 litres, l'albuminurie se maintient encore à 3 gr. par litre. On administre donc la teinture de cantharides (et M. Du Casal regrette de ne l'avoir pas fait plus tôt), en commençant par la dose de IV gouttes, l'ayant augmenté progressivement déjà le le 25 février à la dose de XVIII gouttes pour atteindre le 3 mars XXIV gouttes, dose qu'on diminuait ensuite. Le 12 mars on supprime momentanément le médicament pour recommencer le 20 mars. Au moment de cette suppression le taux des urines était à 2,300 c. c. par 24 heures et l'albuminurie à 0 gr. 20 c. par litre.

L'albuminurie monte à 0 gr. 30 c. le 20 mars, où l'on recommence l'administration de la teinture de cantharides à la dose de IV gouttes pour atteindre XIV gouttes le 25 mars. L'albuminurie a disparu ce jour là, le taux d'urines des 24 heures étant de 2000 c. c. Le malade a continué le médicament pendant 8 jours encore, mais la guérison a été définitive.

OBSERVATION III (Résumée). *Néphrite catarrhale aiguë, d'origine probablement grippale.* — G....., âgé de 20 ans, soldat au 130e de ligne est tombé malade le 10 février 1895. On constate et diagnostique une bronchite grippale avec albuminurie, œdème des paupières, bouffissure de la face. Le taux des urines se maintient de 900 à 1000 c. c. par 24 heures, la quantité des urines à 3 gr. jusqu'au 25 février, malgré l'administration de la digitale et de la lactose.

Le 25 février on commence l'administration de la teinture de cantharides par la dose initiale de IV gouttes qui est augmentée chaque jour de deux gouttes jusqu'à XX gouttes dose maxima, puis diminuée de même de deux gouttes chaque jour. Le 12 mars, l'albuminurie qui baissait progressivement disparaît définitivement. Le taux des urines qui s'est élevé à un moment donné à 2,400 gr. par 24 h. est à cette date à 1500 gr. Le 15 mars, le malade commence à manger. La guérison se maintient malgré cela.

OBSERVATION IV (Résumée). *Néphrite d'origine scarlatineuse.* — Un musicien d'infanterie entra à l'hôpital le 10 janvier 1895, atteint d'une scarlatine légère. Vers le 20 janvier. le malade accuse au niveau des reins une sensation de pesanteur douloureuse, en même temps qu'on remarquait que la face était pâle et bouffie. L'examen de l'urine y décela une grande proportion d'albumine. Le malade est mis aussitôt au régime lacté absolu, qui augmente la diurèse et diminue légèrement d'abord la proportion d'albumine contenue dans l'urine ; mais bientôt celle-ci reste stationnaire, indiquant la tendance de la néphrite à passer à l'état chronique. La teinture de cantharides est alors administrée et continuée du 3 au 17 février, toujours d'après la méthode précédemment indiquée. Dès le 5 février on ne trouve plus dans l'urine que des traces d'albumine qui, le 10, ont complètement disparu et disparu sans retour.

OBSERVATION V. — Dans le second cas les choses se passèrent moins simplement ; la maladie céda plus difficilement et, malgré l'administration deux fois répétée cependant de la teinture de cantharides à doses successivement croissantes et décroissantes, il fut impossible d'obtenir la réduction de la proportion d'albumine, assez considérable, il est vrai, au début, au-delà de 0,40 centigrammes par litre et par conséquent, d'empêcher le passage de la maladie à l'état chronique.

OBSERVATION I (personnelle)

Reynaud Jean, âgé de 40 ans, horticulteur, entré le 24 mars 1896, à l'hôpital Broussais, salle Delpech, service de M. le docteur Barth, lit n° 19.

Antécédents héréditaires : sans intérêt.

Parents, sœurs, frères, femme, enfants, tous bien portants.

Antécédents personnels. — Aucune maladie infectieuse dans la première enfance. A 13 ans, rhumatisme articulaire aigu généralisé, durant 3 mois, sans lésions cardiaques. Le malade ne s'en est jamais ressenti depuis. A 16 ans, fièvre intermittente qui dure un an et n'est pas pas soignée. A 17 ans, hernie inguinale à la suite d'un effort. Pas de syphilis ni de blennorrhagie. Le malade avoue des habitudes d'alcoolisme. Il est d'une bonne santé jusqu'à l'âge de 35 ans. A cette époque (1891), influenza dont plusieurs personnes de son entourage sont atteintes. Il n'est couché que 8 jours, mais, depuis ce temps, ses paupières et ses jambes enflent à la moindre fatigue. Le malade a des brouillards devant les yeux, des bourdonnements d'oreilles, vertiges, céphalalgie, fourmillements dans les mains, inappétence, vomissements alimentaires le matin, douleurs fréquentes dans la région lombaire, urines jumenteuses et en petite quantité, digestion laboborieuse, mauvaise bouche, constipation habituelle.

Depuis 3 ans, le malade est sujet aux bronchites en hiver.

Tous les symptômes ci-dessus et l'état général de sa santé s'étant aggravés depuis quelques mois, le malade qui ne peut pas travailler, gêné par sa hernie, entre à Broussais, en chirurgie, dans le service de M. le docteur Campenon pour se faire opérer. L'opération ayant très bien réussie, la cicatrisation de la plaie faite, le malade est transporté dans le service de M. le docteur Barth, comme atteint de bronchite.

24 mars 1896. *Etat à l'entrée* :

Température : 38°9. Pouls normal. Facies légèrement coloré aux pommettes ; pas de bouffissure ni d'œdème des paupières. Pas d'œdème périphérique. Pas d'amaigrissement appréciable des masses musculaires.

Poumon : Sonorité thoracique et bruits respiratoires normaux. Expectoration gommeuse, aérée, rare.

Cœur : ne révèle rien d'anormal à la percussion ni à l'auscultation.

Foie : gros, dépassant de trois travers de doigts les fausses côtes.

Rate : très sensible, dépasse légèrement les fausses côtes.

Langue : humide, jaunâtre, saburrale. Un peu de tremblement fibrillaire. Constipation. Pas de pituite matutinale ni de tremblement des doigts lorsqu'on fait étendre les membres supérieurs au malade. Réflexes et sensibilité normaux. Quantité d'urine en 24 heures : 700 grammes. Quantité d'albumine par litre : 0 gr. 50. Urobilinurie. L'examen microscopique n'a pas été fait.

Traitement : Quatre degrés d'aliments. Bicarbonate de soude : 4 grammes.

Le 26 mars, la température est descendue à la normale et s'est maintenue ainsi pendant deux jours.

Le 29 mars, le malade a eu un frisson et une ascension brusque de température à 38°5 le matin, et 40° le soir pour revenir à la normale, le 31 mars, sous l'influence de 1 gr. 50 de sulfate de quinine. La même ascension s'est encore répétée quatre jours après, le 4 avril, pour ne plus apparaître jusqu'à la sortie du malade de l'hôpital. Ce dernier accès, qui paraît être comme les deux précédents un reliquat d'ancien paludisme, a été traité encore par 1 g. 50 de sulfate de quinine en 3 cachets. Les cinq jours qui suivent l'entrée du malade dans le service, celui-ci reste à 4 degrés d'aliments et son albuminurie, dosée tous les jours, se maintient 0 gr. 40 centig. à peu près, ce qui décide M. le docteur Barth à lui administrer la teinture de cantharides à la dose de IV gouttes par jour *sans rien changer à son régime.*

Dates —	Quantité d'urines en 24 h.	Quantité d'albumine par litre	Nombre de gouttes
29 mars.....	1000 gram.	0 gr. 40	IV
30 »	idem.	0 gr. 35	IV
31 »	1300 gram.	0 gr. 20	IV
1er avril....	1500 »	0 gr. 05	IV
2 »	2000 »	0 gr. 00	IV

3 Avril. suppression de la teinture de cantharides. L'appétit du malade est un peu meilleur qu'à l'entrée au service, digestion bonne. Aucun trouble à noter. L'albuminurie ne reparaît pas jusqu'au 4 avril, date de la dernière ascension de la température à 40°. Ce jour là on découvre par la chaleur et l'acide nitrique une trace non dosable d'albumine qui disparaît le jour suivant pour ne plus reparaître. Le malade reste encore 15 jours dans le service avec une température normale, un état général satisfaisant, une quantité d'urine variant de 1500 à 2000 grammes sans trace d'albumine. La rate revient au volume normal, le foie reste toujours gros. Pour tout traitement il prend X gouttes de teinture de noix vomique.

Le 17 avril se considérant en état ne reprendre son travail, le malade quitte le service et nous le perdons de vue.

OBSERVATION II (personnelle)

Delaporte Charles, emballeur, âgé de 25 ans, entré le 24 février 1896, salle Delpech, n° 3, à l'hôpital Broussais, service de M. le Dr Barth.

Antécédents héréditaires. — Nuls.

Sœurs et frères.— Trois sœurs bien portantes ; neuf sœurs et frères morts de maladies inconnues au malade.

Antécédents personnels. — Aucune maladie d'enfance. Pas de syphilis héréditaire ni acquise. Pas de blennorrhagie.

A 21 ans le malade part comme soldat en Indo-Chine où il contracte un rhumatisme articulaire aigü. On le soigne 15 jours à l'hôpital et il revient en France bien portant, après 45 jours de repos pendant le voyage.

Dernière maladie.— Le 20 février le malade traînant une voiture à bras transpire abondamment et se refroidit. Il y a des frissons, de la peine à respirer, son visage enfle, du côté gauche principalement avec douleur dans la région parotidienne, accompagnée d'un peu de gêne de la mastication. Les jours suivants l'œdème gagne le thorax et l'abdomen, les pieds enflent en dernier lieu. Polyurie et pallokiurie.

Etat à l'entrée, 24 fevrier 1896 :

Température et pouls normaux. Le malade est bien bâti, bien musclé, de teint rouge, ne présentant pas d'amaigrissement.

Facies bouffi, paupières enflées. Œdème de la paroi

thoracique et abdominale, de la partie interne des cuisses, des malléoles et de la partie dorsale du carpe aux deux mains.

Cœur. — Normal.

Poumon. — Sonorité normale partout. Râles sibilants et ronflants disséminés dans toute la hauteur des deux poumons.

Foie. — Indolore, dépasse de deux travers de doigts les fausses côtes. Digestion normale, langue bonne. Pas de douleur dans la région lombaire. Urine limpide, forte en couleur. *Albumine* : 2 grammes par litre.

Traitement. — Ventouses sèches sur la région lombaire. Bains de vapeur au lit. Régime lacté intégral.

28 *Février*. — La température se maintient normale depuis l'entrée du malade dans le service. L'albuminurie est tombée progressivement à 0 gr. 30 par litre.

Quantité 1300 grammes par 24 heures. L'œdème considérablement diminué persiste encore aux malléoles. Moins de râles de bronchite à l'auscultation du poumon.

Traitement. — II gouttes de teinture de cantharides, 0 gr. 50 de tannin.

Régime lacté intégral. Cautère sur la région lombaire. Infusion de busserolle. Eau de Vichy. Depuis le 7 mars, une cuillerée à bouche de sirop d'iodure de fer par jour.

Dates —	Quantité des *gouttes* de teinture de cantharides	*Quantité d'urine* par 24 heures	*Quantité d'albumine* par litre
28 février.......	II gouttes.	1300 grammes.	0 gr. 30
29 »	III »	1300 »	0 gr. 30
1er mars.........	IV »	1500 »	0 gr. 30
2 »	IV »	2000 »	0 gr. 30
3 »	IV »	2500 »	0 gr. 30
4 »	IV »	3000 »	0 gr. 15
5 »	IV »	3000 »	0 gr. 15
6 »	IV »	3000 »	0 gr. 10
7 »	IV »	3000 »	0 gr. 10
8 »	IV »	2500 »	0 gr. 10
9 »	IV »	2500 »	0 gr. 10
10 » augmentation à	VI gouttes.	2500 »	0 gr. 10
11 »	VI »	2000 »	2 gr. »»
12 »	VI »	2000 »	0 gr. 30
13 »	VI »	2000 »	0 gr. 20
14 »	VI »	2000 »	0 gr. 15
15 »	VI »	2000 »	0 gr. 15
16 »	VI »	2500 »	0 gr. 20
17 »	VI »	2500 »	0 gr. 5
18 »	VI »	2000 »	0 gr. 5
19 »	VI »	» »	0 gr. 25

Déjà le 4 mars, après 6 jours de traitement par la teinture de cantharides, le malade se plaint d'une faim intense. Donc, pendant 5 jours qui suivent on ajoute à son régime de lait les soupes maigres et 2 œufs par jour. Le 9 mars le malade se plaint encore d'avoir faim continuellement. On l'autorise alors à manger viandes et légumes.

C'est à ce moment que le quantité d'albumine remonte à 2 grammes par litre. On ne change rien au régime du malade et malgré cela l'albumine retombe le jour suivant à 0 gr. 30. Le malade ne prend plus de lait.

L'albuminurie continuant à diminuer vers le 17 mars se présente à 0 gr. 05 seulement par litre. Ce jour le malade trouve moyen de se procurer un litre de bière et un litre de cidre et les boit dans l'après-midi. Le jour suivant l'albuminurie remonte encore à deux grammes. On le menace du régime lacté intégral et le malade, peu tenté de s'y soumettre à nouveau, réclame sa sortie le 20 mars. Les urines, dosées ce jour-là donnent 0 gr. 25 d'albumine par litre.

OBSERVATION III (Personnelle)

Dorchain Paul, mécanicien, âgé de 23 ans, entré à l'hôpital Broussais dans le service de M. le Dr Barth le 20 janvier 1896, salle Delpech, lit N° 11.

Antécédents héréditaires. Nuls.

Parents bien portants. Sur 3 sœurs et frères, un mort à 28 ans de tuberculose après six mois de maladie.

Antécédnts personnels. Gourme puis rougeole à 3 ans. Aucune autre maladie infectieuse. Nerveux. Frayeurs nocturnes et hallucinations. Exempté du service militaire au bout d'un an à cause d'une blepharite intense. Pas de syphilis ni de blennorrhagie.

La maladie actuelle remonte à un mois. Le malade

a eu un chaud et froid qui s'est traduit par un frisson violent, une toux fréquente et pénible, expectoration visqueuse blanchâtre, puis « couleur chocolat ». Après 15 jours de maladie surviennent des crachats rouges de sang aéré. Malgré cet état de santé, le malade continue à travailler. Il éprouve des étourdissements, des maux de tête, des transpirations la nuit, des troubles de la vue. Pendant la dernière semaine il a des épistaxis 3 ou 4 fois par jour, des points de côté, des maux des reins, des battements de cœur. Enfin le malade s'évanouit dans son atelier et alors seulement vient à l'hôpital où on le reçoit dans l'état suivant.

Etat à l'entrée. 21 janvier 1896. Epistaxis fréquents. Température 39°. Facies bouffi, blafard. Pas d'œdème périphérique.

Urines totales par 24 heures : 300.

Albumine 0gr,60 par litre. L'examen microscopique du dépôt urinaire révèle : des leucocytes, des hématies, dépôts de cylindres muqueux, desquamation épithéliale abondante. Voussure précordiale considérable. Pouls large, vide, précipité à 120 pulsations à la minute, choc précordial très intense, perceptible à la vue et au palper dans le Ve espace intercostal, en dehors de la ligne mammaire, à 14 centimètres de la ligne médiane; frémissement cataire très sensible au palper. Souffle systolique à la pointe, rude mais légèrement musical, remplissant tout le petit silence et se propageant vers l'aisselle. Dans la région sous-sternale supérieure les bruits sont soufflants, mais les caractères de ces souffles ne permettent pas de distinguer une lésion sigmoïdienne. En effet ils sont superficiels, très vibrants, légèrement métalliques, notablement influencés par la respiration, ne se propageant ni vers la base du cœur ni vers l'extrémité du sternum, ont le caractère des souffles inorganiques. Dans le dos on entend le souffle systolique de la pointe du cœur, qui se propage directement depuis l'aisselle. A l'auscultation du poumon pas de râles de bronchite. Un peu d'engouement œdémateux à la base gauche. Pas d'œdème malléolaire. Foie volumineux, sensible à la pression. Rate grosse et dure.

Traitement. Teinture de digitale XV gouttes. Sulfate de quinine 0 gr. 50. Chloral 1 gramme. Julep codeine. Eau de laurier--cerise. Régime lacté intégral.

Sous l'influence de la digitale le taux des urines se relève à 2,500 cent. c. le 11 février, l'albuminurie tombe à 0 gr. 25 par litre. La température est tombée à la normale. Il reste quelques râles de déplissement aux bases du poumon. Pouls à 104, vide et précipité. Souffle systolique à la pointe du cœur toujours très intense avec propagation dans l'aisselle. Souffle de la base : systolique, doux, aspiratif, très localisé et un autre diastolique bref. rude, paraît être un bruit extra-cardiaque surajouté.

On administre au malade XXV gouttes d'hamamelis virginica et une cuillerée à bouche de sirop d'iodure de fer.

Du 11 au 15 février l'état général du malade reste stationnaire.

Du 15 au 20 février le malade est absent. Il a quitté le service contre l'avis du chef. L'interne le rencontre dans une brasserie du centre de Paris en joyeuse compagnie, prenant des absinthes. Le 20 février il rentre au service avec une prostration des forces extrême, facies très pâle et bouffi ; urines totales par 24 heures, 500 c. c. 0 gr. 80 d'albumine par litre. L'état général du cœur, poumon, foie, rate, n'a pas varié. Pouls à 120 très faible. Température 39°.

On administre : Teinture de digitale XV gouttes, un purgatif, tannin.

Le 27 février, malgré l'administration de la digitale, l'état général du malade ne s'est pas amélioré. Température oscille toujours entre 38° et 39°. Les urines hématiques, jumenteuses, ne dépassent pas 800 c. c. par 24 h. L'albuminurie s'est élevée à 1 gr. 50 par litre.

Pouls moins vide et faible qu'au début est toujours à 120. On supprime la digitale, on administre caféine et benzoate de soude, qui restent encore sans influence appréciable sur l'état général du malade.

Le 1er mars. Température tombe à la normale. Le ma lade très indocile sort en chemise de la salle pour aller aux cabinets et comme il fait très froid dehors il se refroidit dans ces excursions, répétées sous différents prétextes, plusieurs fois par jour. Aussi dans la nuit du 1er au 2 mars, il est réveillé par une douleur aiguë, localisée dans le pouce gauche, et quelques heures après la même douleur se déclare dans le pouce droit. Cette douleur s'est généralisée jusqu'au matin à tous les doigts de deux mains au point d'empêcher le malade de s'en servir pour prendre son verre. On constate un œdème léger, sans rougeur, au niveau des articulations phalangiennes et dans la région du carpe des deux mains. Pouls à 120 très faible, vide, saccadé. Aucune modification dans l'état des bruits du cœur et du poumon.

Traitement. — II gouttes de teinture de cantharides. Tous les médicaments sont laissés au malade comme ci-dessus, mais à l'exception de la teinture de cantharides qu'il prend devant nous dans un verre de lait. Toutes les potions sont à partir de ce jour vidées par lui dans son bassin, sitôt arrivées de la pharmacie. Le malade nous fait cet aveu quelques jours après. Nous suivons donc soigneusement la modification de certains symptômes fâcheux dans l'état du malade, heureux de pouvoir les attribuer exclusivement à l'influence de la teinture de cantharides.

2 Mars. Les douleurs rhumatoïdes se font sentir le long du bras gauche et dans l'articulation scapulo-humérale gauche. Les articulations des mains sont moins douloureuses à la pression qu'hier. Pouls à 116. Température normale. Pas de modification appréciable de l'état général. Quantité d'urine, 1000 grammes. Albumine, 0 gr. 80 par litre.

Traitement. — III gouttes de teinture de cantharides, régime lacté intégral.

3 Mars. Température normale. Les douleurs rhumatoïdes des articulations des mains et du bras gauche ont disparu de même que l'œdème léger des régions correspondant aux deux carpes, à l'exception des articulations phalango-métacarpiennes des deux pouces qui sont encore douloureuses. Moins de bouffissure de la face. Insomnie. Etat du cœur et du poumon stationnaire. Albumine, 0 gr. 80 par litre. Urines, 1800 gr. en 24 heures.

Traitement. — IV gouttes de teinture de cantharides. Chloral, 2 grammes.

4 Mars. Température normale. Pouls à 116, toujours très faible. Etat des grands organes stationnaire. Un peu de toux. Expectoration muco-purulente verdâtre sans trace de sang. L'examen des crachats ne relève pas de bacilles de Koch. Langue bonne, appétit excellent. Albumine, 0 gr. 80 par litre. Quantité d'urine, 2300 grammes.

Traitement. — IV gouttes de teinture de cantharides. Cédant à l'insistance du malade, on ajoute deux œufs au régime lacté intégral qu'il a suivi jusqu'au 4 mars.

5 Mars. Température normale. Urines, 3000 grammes. Albumine 0 gr. 50. Un peu de diarrhée. Diaphorèse abondante. Appétit vorace, le malade demande à manger à tout prix. Il quitte le service contre l'avis du chef.

OBSERVATION IV (personnelle)

Clavé Arthur, sellier, âgé de 51 ans, entré le 6 novembre 1895 à l'hôpital Broussais, salle Delpech, lit n° 9, dans le service de M. le Dr Barth.

Antécédants héréditaires. Grands parents des deux côtés morts très vieux. Père mort poitrinaire à 33 ans. Mère morte d'asthme à 67 ans.

Antécédants personnels. Le malade a toujours été très nerveux. Aucune maladie d'enfance. Fièvre typhoïde à 15 ans. Scarlatine à 17 ans.

Le malade avoue des habitudes d'alcoolisme. Il a été bien portant jnsqu'à l'âge de 40 ans. Vers cet âge, le malade se sent facilement essoufflé, il a des céphalalgies frontales intenses, de la somnolence, de la diarrhée, des crampes dans les mollets, la sensation du doigt mort. A cette époque il fait une maladie qui débute par des vertiges, une perte de connaissance, sans trace d'œdème des paupières ni des malléoles. Il est traité à la maison par le régime lacté pendant 3 semaines. Trois mois après, cependant, le malade se sentait encore courbaturé, sans appétit, mal à son aise. Il dit éprouver depuis cette époque des étouffements la nuit, avoir la respiration courte.

Dernière maladie. Le 2 novembre 1895 le malade est pris de frissons, de céphalalgie, d'inappétence absolue, dyspnée, étouffements, douleurs dans la région lombaire, toux, soif intense. Le 4 novembre il s'aperçoit que ses paupières sont enflées, ses jambes enflent ensuite et l'œdème monte rapidement jusqu'à la région épigastrique. Il s'alite alors et entre à l'hôpital Broussais dans le service de M. le Dr Barth, salle Delpech, n° 9.

Etat à l'entrée. Facies blafard, bouffi, œdème des paupières et des membres inférieurs jusqu'a la ceinture. Température 37° 8.

Cœur : Bruit de galop à la pointe, pas de souffles ; battements très réguliers.

Poumon. Sonorité thoracique normale. Nombreux râles ronflants et sibilants entendus dans toute la hauteur de deux poumons.

Foie dépassant de 3 travers de doigts les fausses côtes.

Quantité d'urine par 24 h. 300 grammes, couleur bouillon trouble. *Albumine* 10 grammes par litre. Pas de sucre ni de pigments biliaires. Pas d'urobline. *L'examen microscopique* du dépôt urinaire révèle des leucocytes et de nombreux cylindres colloïdes et hyalins. Langue sale, très chargée. Inappétence absolue. Pas de pituite matutinale ; ni diarrhée ni constipation.

Traitement : Régime lacté intégral.

8 *Novembre*. Température normale. Céphalalgie violente, continuelle. Urines 400 grammes par 24 h. Albumine 8 gr. 50 par litre.

Traitement : Deux sangsues aux apophyses mastoïdes.

12 *Novembre*. Céphalalgie diminuée. Insomnie. Urines 600 grammes. Albumine 5 grammes par litre.

13 *Novembre*. Céphalalgie intense. Insomnie absolue. Urine 700 grammes par 24 heures. Albumine 4 grammes par litre.

Traitement : Deux sangsues aux apophyses mastoïdes. Chloral et bromure ãã : 2 grammes.

18 *Novembre*. Diminution considérable de l'œdème de la paroi abdominale et de la bouffissure de la face.

L'œdème très appréciable existe encore aux malléoles et à la partie interne des cuisses. Céphalalgie à peine marquée, sommeil revenu. Urines 3000 grammes par 24 h. Albumine 2 gr. 50 par litre.

Traitement : Pointes de feu sur la région lombaire tous les 5 jours.

23 *Novembre*. Sommeil calme. Toute trace d'œdème périphérique a disparu. Un peu de céphalalgie persiste encore.

Quantité d'urine 3000 grammes par 24 h. Albumine 1 gramme par litre.

Traitement. On continue les pointes de feu sur la

région lombaire tous les 5 jours et le régime lacté intégral. On supprime le bromure et le chloral.

On administre IV gouttes de teinture de cantharides.

Dates —		Nombre de gouttes de teinture de cantharides		Quantité d'urine par 24 heures		Quantité d'albumine par litre
28 novemb.......		IV	gouttes.	3000	grammes.	1 gr. »
29	»	IV	»	3000	»	1 gr. »
30	»	IV	»	3000	»	1 gr. »
1er décemb.......		IV	»	3000	»	0 gr. 50
2	»	IV	»	3000	»	0 gr. 50
3	»	IV	»	3200	»	0 gr. 50
4	»	IV	»	3200	»	0 gr. 40
5	» (augm.à)	VI	»	3500	»	0 gr. 25
6	»	VI	»	3500	»	0 gr. 40
7	»	VI	»	3500	»	0 gr. 30
8	»	VI	»	3500	»	0 gr. 30
9	»	VI	»	3500	»	0 gr. 30
10	»	VI	»	3500	»	0 gr. 30
11	»	VI	»	3500	»	0 gr. 25

Du 12 au 23 décembre on administre encore tous les jours VI gouttes de teinture de cantharides. L'appétit du malade à cette date devient une obsession, il crie la faim. On ajoute donc aux 3 litres de lait qu'il prenait par jour, deux œufs. Malgré cela la quantité d'urine se maintient à 3 litres par 24 heurs, l'albumine à 0 gr. 25 par litre.

La digestion est très bonne, le malade ne se plaint que d'avoir toujours faim. Pendant les 26 jours d'administration de la teinture de cantharides aucun trouble de la santé n'a été noté. La températnre, pouls et battements cardiaques sont restés normaux.

Du 23 décembre 1895 au 6 janvier 1896 le malade s'alimente de lait, potages, légumes, œufs, sans prendre aucun médicament. L'albuminurie dosée tous les jours se maintient à 0 gr. 25, quantité d'urine à 2,500 grammes. Pas d'insomnie ni de céphalalgie. Etat général excellent.

Le 15 janvier 1896, le malade quitte le service sur sa propre demande et nous le perdons de vue.

ORSERVATION V (personnelle)

Dobant Julie, couturière, âgée de 33 ans, entrée le 8 avril 1895, à l'hôpital Broussais, dans le service de M. le Dr Barth, salle Axenfeld, lit n° 1.

Nous résumons l'observation très longue à partir du 8 avril jusqu'au 2 décembre, date à laquelle on a commencé l'administration de la teinture de cantharides.

Antécédents héréditaires. — Insignifiants.

Antécédents personnels. — Aucune maladie d'enfance. La malade a été réglée à 15 ans. Menstruation toujours régulière mais peu abondante. A partir d'octobre 1894 les règles s'arrêtent complètement. Vers la même époque la malade a commencé à tousser et a continué depuis. Elle maigrit beaucoup et transpire la nuit. A 28 ans influenza très forte, soignée pendant 15 jours à l'hôpital St-Antoine.

À 30 ans (1892) érysipèle de la face pendant lequel les membres inférieurs de la malade présentèrent un œdème considérable. L'analyse des urines n'a pas été faite.

Le 1er avril 1894 la malade a eu un frisson violent, céphalalgie, fièvre, point de côté, dyspnée intense. Le médecin appelé pour la soigner prescrit une potion et un vésicatoire. L'état de la malade ne s'améliorant pas, elle entre à Broussais le 8 avril 1895 ayant 39° de température.

Après un examen détaillé, M. Barth trouve tous les signes classiques d'une pleurésie gauche, très peu de dyspnée et une albuminuerie abondante.

On prescrit : Régime lacté intégral, deux verres d'eau de Sedlitz, ventouses scarofiées à la base gauche.

Le 23 Avril. — La température est tombée à la normale, les signes d'épanchement ont disparu, les urines sont restées rares, très fortement albumineuses. (4 grammes par tête). On place 4 cautères sur la région lombaire. On continue le régime lacté intégral.

Dans les mois qui suivent la quantité d'urines par 24 heures se maintient de 1000 à 1500 cent. cubes, mais l'albuminurie varie de 1 à 10 grammes par litre sous l'influence d'un écart de régime ou d'une émotion violente. On découvre une induration tuberculeuse au sommet gauche, la lésion fait des progrès, des râles sous crépitants et ensuite cavernuleux apparaissent à ce niveau. La malade tousse toujours et expectore des crachats nummulaires, cependant les examens bactériologiques répetés de ses crachats ne révèlent pas de bacilles de Koch. On administre à la malade longtemps des capsules de térébenthine, du tannin, du sirop iodo-tannique, le régime lacté intégral toujours et des pointes de feu tous les 8 jours sur toute la hauteur du poumon gauche en avant et en arrière.

L'état général de la malade se maintient bon, mais elle maigrit beaucoup et arrive à un état de faiblesse musculaire extrême. Le premier décembre 1895, l'albuminurie de la malade est réduite à l'état de louche laiteux non rétractile, suspendu dans toute la hauteur du tube d'Esbach, la quantité d'urines par 24 heures est de 1500 cent. cubes.

2 Décembre 1895. — Même état.

Traitement. — 4 gouttes de teinture de cantharides, administrées pour la première fois. La malade est mise au régime lacté intégral.

16 Décembre. — Pendant les 15 jours où la malade a pris 4 gouttes de teinture de cantharides l'albuminurie est restée stationnaire. Le dosage par le réactif d'Esbach ne donnait toujours pas de précipité rétractile, mais le louche appréciable dans toute la hauteur du tube est devenu plus opaque, plus laiteux qu'avant l'administration de teinture de cantharide. La quantité d'urine a remonté à 2000 grammes. L'appétit de la malade a augmenté considérablement : elle se plaint tout le temps d'avoir faim. Les sueurs plus accusées qu'avant ne sont plus seulement nocturnes, mais apparaissent aussi le jour ; la malade se dit par moments entièrement couverte de sueurs froides. L'état général de la malade paraît amélioré ; pour la première fois depuis son entrée la malade peut se tenir debout sans éprouver de vertiges, de faiblesse, et même faire quelques pas dans la salle.

La température normale au moment de l'administration de la cantharide commence à osciller entre 38° et 3 depuis trois jours.

Traitement. — On suspend la cantharide. On continue le régime lacté intégral.

20 Décembre. — Température 39°. Depuis quelques jours la malade se dit fortement enrhumée, a eu quelques frissons, tousse et expectore davantage. A l'examen de la poitrine pas de râles de bronchite. Au niveau de l'angle inférieur de l'omoplate un foyer de râles sous-crépitants très circonscrit. L'albumine est toujours à l'état de louche, à peine appréciable depuis la suppression de la cantharide. Quantité d'urine 1500 grammes en 24 heures.

Traitement. — Sulfate de quinine 0 gr. 50. Pointes de feu sur la région lombaire la veille, sur toute la hauteur du poumon gauche ce matin. Régime lacté intégral.

22 Décembre. — Diarrhée très abondante. L'interne à la contre visite prescrit à la malade X gouttes de laudanum de Sydenham et une potion composée de :

Salicylate de Bismuth.....	4 grammes ;
Laudanum de Sydenham...	1 gramme ;
Teinture de canelle........	8 grammes ;

23 Décembre. — Diarrhée arrêtée depuis hier soir. Céphalalgie. Urines rares, couleur bouillon trouble. Albumine 8 grammes par litre. Température depuis le 13 décembre oscille entre 38° et 39°. Poumon indemne de râles de bronchite. En l'absence du chef du service la médication opiacée et antiseptique est encore continuée aujourd'hui.

24 Décembre. — Température 39°. Insomnie. Céphalalgie violente. Langue très chargée. Constipation depuis

deux jours. Urine 300 grammes par 24 heures, jumenteuse chargée d'urates.

Albumine 10 grammes par litre, parfaitement rétractile.

Traitement. — Le chef du service ayant contrôlé les médicaments supprime tout. Régime lacté intégral. Deux verres d'eau de Sedlitz.

25 Décembre. — La diarrhée revient très abondante. La céphalalgie disparait. Température oscille entre 38° et et 39°. L'auscultation du poumon ne revèle rien de nouveau. Urine plus claire et plus abondante. Albumine retractile 0gr50 et un louche non rétractile très prononcé.

Traitement. — Salicylate de bismuth, magnésie calcinée, de chaque 4 grammes.

29 Décembre. — Diarrhée arrêtée. Quelques nausées suivies de vomissements biliaires. Albuminine réduite à l'état de louche non retractile. Quantité d'urine 1500 grammes par 24 heures. Température 38°4. Rien de nouveau à noter du côté du poumon.

Traitement. — La malade était toujours au régime lacté intégral on lui administre des paquets digestifs, composés de :

Magnésie calcinée........	0,20 centigram.
Craie préparée...........	0,20 ;
Bioxyde de Manganèse....	0,10.

Pour un cachet.

1896. — 9 Janvier. — La malade se plaint d'une hyperesthésie extrême de la colonne vertébrale. Le moindre attouchement dans toute la hauteur de cette région la fait souffrir. Température oscille entre 38° et 39°. Etat du poumon stationnaire. Albumine toujours à l'état de louche non retractile. Quantité d'urine par 24 heures 2000 grammes.

11 Janvier. Température 37°2. En faisant tousser le malade, on entend en avant du sommet gauche des râles cavernuleux. Hyperesthésie de la colonne vertébrale disparue. Albumine et quantité d'urine : stationnaires. Pas de nausées. Même traitement.

Du 11 au 28 janvier état stationnaire, température normale, diarrée pendant 48 heures, arrêtée spontanément sans intervention de médicaments. En examinant le poumon on constate un gargouillement très net au sommet gauche dans la région claviculaire. L'examen des crachats ne révèle toujours pas de bacilles de Koch.

28 janvier 1896. Même état. Par erreur du service la malade au lieu de ses paquets digestifs reçoit des cachets destinés à sa voisine, composés de : *Antipyrine*, 1 gramme ; *poudre de belladone*, 1 centigramme ; pour un cachet.

Après en avoir pris un, la malade est prise de faiblesse, de pâleur extrême du visage, de sueurs au front, de dyspnée, d'éblouissements, de malaise général avec tendance à la syncope. On lui donne du sirop d'éther et ayant constaté l'erreur, on supprime tout médicament.

Du 29 au 31 janvier la température oscille entre 38°2 et 38°9. Quantité d'urine 500 grammes par 24 heures, couleur bouillon trouble. Albumine 7 grammes par litre. Pas de céphalalgie, mais crises d'étouffement très fréquentes et insomnie.

Du 15 février au 3 mars la quantité d'urine se maintient à 1500 grammes. L'albuminurie oscille entre 0 gr. 50

et 0 gr. 80 par litre. Etat général stationnaire. Le malade ne prend aucun médicament, étant toujours au régime lacté intégral.

4 Mars. La malade ayant eu de mauvaises nouvelles, pleure toute l'après-midi d'hier. La quantité d'urine 1500 grammes n'ayant pas varié, l'albuminurie remonte à 1 gramme par litre.

Le 9 Mars l'albumine remonte à 4 grammes par litre. La quantité d'urine par 24 heures baisse à 1000 grammes. Aucun écart de régime n'a été fait. La malade avoue avoir des idées noires et se faire du mauvais sang en pensant continuellement à la dernière perte qu'elle vient d'éprouver : on lui a annoncé que sa chambre a été totalement dévalisée par les cambrioleurs.

12 Mars. Etat général satisfaisant. Un peu de diarrhée. Albumine 5 grammes par litre. Quantité d'urine par 24 heures 1000 grammes.

13 Mars. Albumine 7 grammes par litre. Quantité 800 grammes par 24 h. Rhume de cerveau, quelques légers frissons, toux fréquente, pénible. Température 38°4. Pas de céphalalgie ni d'insomnie; aucun symptôme d'urémie. A l'auscultation du poumon pas de râles de bronchite, toujours les mêmes signes sthétoscopiques de tuberculose au 3e degré, à gauche.

Du 13 au 18 Mars, l'albuminurie oscille entre 7 et 8 grammes par litre. Quantité d'urine par 24 heures entre 1000 gr. et 800 gr. L'état général satisfaisant. Pas de céphalalgie. Légères crises de dyspnée cependant.

18 mars 1896. — Etat général satisfaisant. Albumine 5 grammes par litre. Quantité d'urine, 1000 gr. par 24 h.

Traitement. — On administre à la malade pour la 2e fois IV gouttes de teinture de cantharides par jour.

Dates —	*Quantité d'urine* par 24 heures	Proportion *d'albumine* par litre	Quantité de *gouttes* de teinture de canthraides
18 mars.	1000 grammes.	5 gr. »».	IV gouttes
19 »	1000 »	6 gr. »».	IV »
20 »	1000 »	5 gr. 50.	IV »
21 »	1200 »	5 gr. »».	IV »
22 »	1300 »	5 gr. »».	IV »
23 »	1400 »	5 gr. »».	IV »
24 »	1500 »	4 gr. »».	IV »
25 »	1500 »	0 gr. 50.	IV »
26 »	1500 »	0 gr. 50.	IV »
27 »	1500 »	0 gr. 50.	IV »
28 »	1500 »	0 gr. 50.	augmentation a VI gouttes
29 »	1500 »	0 gr. 50.	VI »
30 »	1500 »	0 gr. 50.	VI »
31 »	1500 »	0 gr. 50.	VI »

Du 1er au 12 avril, la malade continue à prendre VI gouttes de teinture de cantharide. L'état général se maintient très bon, aucun trouble à noter.

L'albumine se maintient à 0 gr. 50 par litre, quantité d'urine à 1500 gr. par 24 h. Augmentation considérable de l'appétit ; la malade se plaint d'avoir continuellement faim.

Le 11 Avril on relève la dose de teinture de cantharides à VIII gouttes par jour. Cette augmentation est très bien supportée sans modification de la quantité totale des urines et de la quantité d'albumine par litre jusqu'au 15 avril, à quelle date l'albuminurie tombe à 0 gr. 25 centigr. par litre, la quantité d'urine remonte à 2000 gr. par 24 h. En même temps la malade se plaint de céphalalgie et d'un peu de cauchemars. Depuis le 16 jusqu'au 20 avril, l'albuminurie rétractile disparaît, il ne reste qu'un louche léger dans toute la hauteur du tube d'Esbach, louche qui ne se dépose pas par le repos de 24 heures. Quantité d'urine par 24 h. se maintient invariablement à 2000 gr. Mais apparaissent des sueurs froides abondantes, accompagnant des faiblesses avec menace de syncope, pâleur du visage, tremblement léger de tout le corps. La température a oscillé entre la normale et 38°2 pendant toute la durée de l'administration du médicament en question.

Le 20 Avril on suspend la teinture de cantharides. La malade réclame à tout prix à manger. On la laisse encore trois jours au régime lacté intégral, après quoi on l'autorise à prendre en dehors du lait, 2 œufs, des potages maigres et des légumes.

Le 26 Avril. L'albuminurie remonte à 0 gr. 40, puis descend les jours suivants à 0 gr. 10 c. et se maintient à ce chiffre jusqu'au 7 Mai. La quantité d'urine par 24 h. se maintient invariablement à 1500 gr. Appétit excellent. Digestion bonne. Température normale.

7 Mai. A titre d'essai, tout en laissant la malade au régime mixte, on lui administre I goutte de teinture de cantharides par jour. Albumine, 0 gr. 20 c. par litre. Quantité par 24 h., 1500 gr.

8 Mai. Albumine 0 gr. 15 par litre. Quantité, 1500 gr. par 24 heures.

9 Mai. Albumine rétractile disparue. Un louche persiste. Quantité totale d'urine, 2000 grammes.

10 Mai. Etat stationnaire. On relève la dose de teinture de cantharides à II gouttes. L'examen des crachats révèle des *bacilles de Koch à flots*. Le 11, 12, 13, 14 avril on continue la teinture de cantharides à la dose de II et III gouttes. L'albumine se maintient à l'état de louche, la quantité d'urine à 2,000 gr. L'état général de la malade est excellent ; l'appétit très bon. La malade se plaint d'avoir faim malgré que, à son désir, on lui permette de prendre : viande, légumes, vin. Elle ne prend plus de lait. On supprime la teinture de cantharides.

Du 14 Mai au 1er juin. Température normale. L'albumine rétractile 0 gr. 10 et un louche non rétractile par litre. Quantité d'urines par 24 h., 1500 gr. La malade continue de s'alimenter à son gré de viande, légumes, vins. Elle ne prend pas de médicaments, les pointes de feu sont répétées régulièrement tous les 8 jours sur toute la hauteur de deux poumons, car malgré que la pesée de la malade ait démontré qu'elle a engraissé de 6 livres dans les derniers trois mois et que ses forces lui permettent de se tenir levée une heure par jour, on constate les signes de la tuberculisation du sommet droit : matité, craquements humides. Au sommet gauche, en avant, apparaît un souffle cavitaire, accompagné des gargouillements constatés précédemment.

Du 1er Juin tout en laissant la malade au régime mixte on administre encore une fois la teinture de cantharides en commençant d'abord par III gouttes, relevant cette dose au bout de 3 jours à IV gouttes, qu'on continue jusqu'au 15 juin, date à laquelle survient une forte diarrhée qui décide M. Barth à suspendre le médicament. Pendant ces 15 jours l'albumine s'est maintenue à 0 gr. 05 d'albumine rétractile avec un louche non rétractile. La quantité d'urines par 24 h. fut de 1500 gr. Aucun trouble de la santé générale de la malade ne s'est manifesté. Quant à la diarrhée elle nous paraît d'origine tuberculeuse ; elle apparaît souvent en dehors de toute administration médicamenteuse et s'arrête quelques fois spontanément sans intervention médicale. La température s'est aussi maintenue entre la normale et 38°.

Du 15 au 31 juillet la malade ne prend aucun médicament, s'alimente comme ci-dessus et continue visiblement à engraisser, ce qui est surtout visible sur ses mollets, réduits autrefois à l'état de peau flasque ; son appétit est toujours très vif, sa digestion bonne. L'état du poumon paraît considérablement amélioré, on entend très peu de râles au sommet gauche, pas de gargouillements, mais un souffle cavitaire net sous la clavicule. Pas de râles au sommet droit. La quantité d'urines se maintient à 1500 gr. par 24 h. l'albumine rétraclile se maintien à 0 gr. 05 par litre avec un louche non contraclile. La température ne dépasse pas 38°.

Le 10 octobre 1896, nous revoyons la malade, qui s'alimentant à son gré, reste toujours dans le service. Nous constatons qn'elle a considérablement engraissé, que les lésions pulmonaires sont complètement cicatrisées donnant toujours un souffle cavitaire sous la clavicule gauche, à l'auscultation sans trace de râles. Pas d'expectoration ni de toux. L'albuminurie à complètement disparu des urines dont le taux s'élève à 1500 gr. par 24 h. Etat général excellent.

OBSERVATION VI (personnelle)

Le Naour Jean-Louis, âgé de 38 ans, parquetier. Entré le 13 avril 1896, salle Delpech, lit n° 12, dans le service de M. le docteur Barth.

Antécédents héréditaires du côté des grands parents : nuls.

Père mort d'une maladie de poitrine à 64 ans.

Mère morte à 69 ans de maladie inconnue.

Sœurs et frères au nombre de 8, tous bien portants.

Marié depuis 3 ans ; sa femme se porte bien. Le malade n'a pas d'enfants.

Antécédents personnels. — Etat nerveux continu. Fièvre paludéenne à 10 ans pendant deux mois, traitée par le sulfate de quinine. Maux de gorge très fréquents. Jusqu'à l'âge de 12 ans, eczéma sur tout le corps. A 19 ans, fièvre typhoïde. A 21 ans le malade fait son service militaire en France. Au bout de 4 mois de régiment, les ganglions du côté droit du cou s'engorgent et suppurent interminablement. Il reste à l'hôpital militaire 4 mois, après quoi ses suppurations n'étant pas encore taries, il est réformé du service.

Pas d'antécédents syphilitiques ni de blennorrhagie.

Le malade est arthritique, éprouve des douleurs erratiques dans les articulations aux changements brusques de température, mais n'a jamais eu de rhumatisme articulaire aigu.

A 28 ans, première bronchite qui alite le malade dix jours et guérit sans laisser de toux à la suite.

A 30 ans, purpura avec œdème occupant tout le membre inférieur. Soigné à l'hôpital St-Louis, service de M. le Dr Fournier. On cherche l'albumine sans en trouver. Trois mois après le malade est atteint de la grippe, dont tout son entourage est frappé. Il reste alité un mois. Cette grippe est suivie d'une laryngite avec extinction de voix. Le malade tousse, transpire la nuit, maigrit de 25 livres dans l'espace de 4 ans, crache et mouche quelquefois le sang, a de temps à autre la voix éteinte. Chaque changement de température lui amène une bronchite. Depuis cette grippe le malade est sujet aux maux de tête, se réveille presque toujours avec une céphalalgie frontale. Insomnies fréquentes, inappétences, constipation continue, affaiblissement. Jamais d'œdème des paupières ni des malléoles. Son métier de parquetier expose le malade aux changements brusques de température, aux courants d'air, d'où refroidissement.

Les 5 jours qui précèdent l'entrée du malade à l'hôpital il perd l'appétit, se sent mal à son aise, ressent dans la région de la rate une douleur qui le décide à entrer à l'hôpital le 13 avril 1896.

Etat à l'entrée, 13 avril 1896.

Le malade est de taille moyenne, bien bâti, ne présentant pas d'amaigrissement considérable. Température 30°7. Facies plutôt coloré que pâle ; langue humide, légèrement saburrale. Tout le côté droit du cou est couvert de ganglions engorgés, indurés, dont un volumineux en état de suppuration.

Poumons. Matité aux deux sommets du poumon, plus prononcée à gauche. De ce côté la base présente aussi une obscurité du son à la percussion. Légère diminution des vibrations thoraciques. Pas de souffle, pas d'égophonie ni de pectoriloquie-aphone. Craquements humides au sommet gauche. Respiration rude et soufflante, expiration prolongée aux deux sommets, plus accusée à gauche. Expectoration modérée, rare, muco-purulente, sans caractères spéciaux. Constipation. Foie, cœur, rate normaux. Urines claires, abondantes, 2 litres environ en 24 heures. Albumine 0 gr.80 par litre, Du 15 au 21 Avril, sous l'influence du régime lacté, l'albuminurie rétractile disparaît, mais il reste un louche laiteux non rétractile dans toute la hauteur du tube d'Esbach. La quantité d'urine se maintient à deux litres. Etat général satisfaisant, température normale. Le 21 avril on administre au malade IV gouttes de teinture de cantharides.

Date	Quantité d'urine par 24 h.	Albumine par litre	Nombre de gouttes de teinture cantharides	Température
21 Avril...	2000 gr.	louche	IV gouttes	37°5
22 » ...	2000 gr.	0 gr. 05 et un louche	IV »	37°5
23 » ...	2300 »	0 gr. 05 »	IV »	37°5
24 » ...	2500 »	un louche	IV »	37°5
25 » ...	3000 »	»	IV »	37°8
26 » ...	3000 »	»	IV »	38°8
27 » ...	3000 »	0 gr. 30 »	IV »	38°
28 » ...	3000 »	0 gr. 30 »	IV »	38°5

Le 27 et 28 Avril le malade se plaint d'étouffements et de manque de respiration, de cephalalgie et d'un violent point de côté sous le mamelon gauche. On suspend la teinture de cantharides. On explore soigneusement le poumon du malade. A l'examen on constate de la matité sans abolition des vibrations thoraciques dans toute la hauteur du poumon gauche. Pas de frottements pleuraux ni d'égophonie ni de pectoriloquie-aphone. Un souffle doux et voilé au-dessous et en dedans de l'omoplate gauche. On pose l'hypothèse de la splénisation du poumon gauche.

29 Avril. La quantité d'urine se maintient toujours à 3000 gram. L'albuminurie remonte à 0 gr. 75 par litre. Température 38°. Même état du poumon.

30 Avril. Urines 2500 gr. par 24 heures. Albumine 1 gram. par litre. Disparition du souffle. Même état du poumon.

1er Mai. Urines 2500 gram. Albumine 1 gram. par litre. Température 37° 8. Etat du poumon stationnaire. L'appetit est très vif, le malade réclame à manger. On le maintient encore pendant trois semaines au régime lacté intégral. L'albuminurie diminue de nouveau progressivement jusqu'au louche non rétractile. La quantité d'urine se maintient toujours à 2000 gram. par 24 heures, la température oscille entre 38° et 38°8. L'état du poumon reste stationnaire, le malade n'en paraissant pas incommodé et son état général étant satisfaisant, on s'abstient de toute intervention active.

28 Mai. On accorde un régime mixte au malade ce qui n'a pas d'influence fâcheuse apparente sur son état de santé générale. Mais l'albuminurie remonte à deux

gr. par litre, la quantité d'urine descend à 1500 gr. et se maintient à ce niveau. L'état du poumon est toujours le même.

13 Juin. Urine 2000 gr. par 24 heures. Albumine 1, gr. 50. La température oscille toujours entre 37°, 8 et 38°, 3. Matité du poumon gauche toujours aussi complète à la base qu'au sommet, pas de râles, pas de frottements pleuraux, aucun signe d'épanchement pleural. Vibrations thoraciques conservées quoique affaiblies.

Le malade quitte le service sur sa propre demande et nous le perdons de vue.

OBSERVATION VII (personnelle).

Coniac Julie, âgée de 37 ans, infirmière, entrée à l'hôpital Broussais, le 15 avril 1896, salle Axrenfeld, lit n° 14, service de M. le docteur Barth.

Antécédents héréditaires. — Grand parents inconnus. Mère morte d'un cancer d'utérus. Père mort tuberculeux. Sœurs et frères bien portants. Une fille vivante ; une autre née dernièrement, morte de méningite à l'âge d'un mois.

Antécédents personnels. — Blepharite, gourme, eczèma en ceinture jusqu'à l'âge de 12 ans. A 4 ans, rougeole suivie de coqueluche. Réglée à 12 ans ; les règles durent 8 jours, non douloureuses, abondantes. A 25 ans 1re couche. Albuminurie pendant la grossesse. Cette albuminurie a du disparaître, car la malade étant entrée quinze mois plus tard à l'hôpital pour fatigue, on ne lui trouve pas d'albumine. A trente ans influenza. La malade reste alitée 1 mois.

Trois mois plus tard elle voit trouble, ne dort plus la nuit, a des vomissements fréquents. Elle est soignée à l'hôpital Cochin. On lui trouve de l'albumine dans l'urine. L'albuminurie persiste depuis. A 35 ans nous la voyons infirmière à l'hôpital des Enfants-Malades, où nous étions alors externe dans le service du docteur Ollivier. Elle était enceinte de son dernier enfant et avait de l'albumine à flots, dans ses urines. Accouchée à la Maternité, rue d'Assas, la malade reprend le service d'infirmière à Broussais. Elle a toujours tous les accidents du brightisme et à peu près 2 grammes d'albumine par litre. Ayant perdu sa place d'infimière, exposée aux privations, son état s'aggrave et elle entre comme malade daus le service de M. le docteur Barth. On la soigne d'abord d'une périostite bacillaire du temporal droit (grattage, guérison). Elle se plaint de faiblesse, de céphalalgie tenace, d'insomnie. On lui trouve à l'examen : bruit de galop au cœur. Pas de lésions tubercnleuses du poumon. Albumine 2 grammes par litre. Urines totales 1500 gr. par 24 heures.

Traitement. — Régime lacté intégral.

Le 17 mai la malade était toujours au régime lacté, le taux des urines s'est élevé à 2300 gr. par 24 h. L'albuminurie depuis 20 jours est tombée à 1 gr. par litre et se maintient à ce niveau. Etat général satisfaisant, un peu de céphalalgie persiste toujours.

Le 18 mai on administre à la malade la teinture de cantharides en commençant par I goutte par jour. On continue I goutte pendant 5 jours, les 10 jours suivants II gouttes, 4 autres jours III gouttes et les neuf derniers jours IV gouttes de teinture de cantharides.

Le résultat fut le suivant :

La quantité d'urine est restée stationnaire à 2300 gr. par 24 h. L'albuminurie qui au bout de 4 jours est descendue à 0 gr. 50, a remonté ensuite à 0 gr. 80, s'est maintenue après pendant 12 jours à 0 gr. 50, après quoi elle est encore tombée à 0 gr. 30, nous donnant l'espoir trompeur d'un succès.

L'appétit de la malade a augmenté, aucun trouble nouveau n'est venu compliquer son état général de santé. Pendant les dix derniers jours l'albuminurie est remontée progressivement à 1 gr. et au bout d'un mois nous sommes arrivés à conclure que l'état général ne s'étant pas amélioré, la céphalalgie restant toujours intense, l'albuminurie a augmenté de 1 gr 50 par litre. Sur l'avis de de M. Barth nous suspendons la teinture de cantharides. Aucun mouvement fébrile ne s'est manifesté pendant ni après l'administration du médicament, malgré que l'examen bactériologique de la périostite temporale ayant été fait, la diathèse tuberculeuse de la malade ait été confirmée. Le régime lacté n'a pas été interrompu depuis l'entrée de la malade dans le service. Quelques jours plus tard l'albuminurie tombe de nouveau à 1 gr. par litre, la malade suivant le régime lacté, continue à occuper sa place de malade chronique dans la salle. Nous dosons son albuminurie de temps en temps et vers la fin de juillet 1896, en quittant le service, nous laissons notre malade 1 gr. d'albumine par litre, et 2000 gr. d'urines par jour. Son état général est satisfaisant, mais elle se plaint toujours de céphalalgie violente occupant la moitié droite de la tête surtout.

OBSERVATION VIII (Personnelle)

M. Lacour, âgé de 42 ans, employé à la banque de France.

Antécédents héréditaires. — Insignifiants.

Père éthylique, mort vieux d'une cirrhose.

Mère morte à 23 ans d'une péritonite. Deux enfants bien portants.

Antécédents personnels. — Rougeole à 7 ans. Incontinence d'urine jusqu'à l'âge de 8 ans. Très nerveux. A 14 ans à la suite d'un bain froid pris dans une rivière, (le malade étant en pleine transpiration, après une course), œdème généralisé ayant commencé par la face, avec des douleurs dans la région lombaire. Le malade reste alité 3 mois, le médecin constate l'albuminurie et lui prescrit un régime tonique : quinquina, vieux Bordeaux, viandes saignantes, tisane du chiendent nitré. Ce régime réussit fort bien. Petit à petit l'œdème généralisé disparaît, le malade se fortifie, grandit et au bout d'un an de traitement acquiert la taille d'un homme fort, de haute stature. Le malade fait son service militaire pendant 5 ans sans éprouver le moindre malaise. Rentré dans son pays il exerce jusqu'à 30 ans le métier fatiguant de sommelier et se porte bien. A 30 ans le malade vient à Paris et devient garçon de recette à la banque de France. A 38 ans scarlatine. Le malade ne s'en étant pas aperçu travaille, prend froid. Son visage enfle, l'œdème se généralise sur tout le corps et deux mois après il entre à l'hôpital où M. le Docteur Audhui diagnostique (le malade desquamait dans ce moment) une néphrite scarlatineuse avec œdème pulmonaire.

On trouve par le dosage 10 grammes d'albumine dans ses urines. Après avoir resté six mois au régime lacté intégral le malade quitte le service avec 4 grammes d'albumine par litre. Il a appris à doser son albumine tout seul, et ayant acheté un tube d'Esbach contrôle de temps en temps la quantité d'albumine par litre. Depuis cinq ans que dure la maladie le malade a pu exercer le métier fatiguant de garçon de recette à la banque, faisant quelquefois cent étages par jour, travaillant par toutes les intempéries.

Il éprouve comme seuls accidents : céphalalgies et insomnies fréquentes, crampes dans les mollets, fourmillements dans les doigts. Sur l'avis de M. Letulle, le malade prend depuis un an deux litres de lait par jour avec son régime ordinaire et le vin. Depuis ce temps l'albuminurie est tombée à 1 gramme, atteignant quelquefois 0 gr. 50 par littre.

Dans cet état de choses, le malade, sur l'avis d'un de mes camarades d'externat et son cousin, essaie la médication par la teinture de cantharides, prise à la dose de IV à VI gouttes pendant un mois sans rien changer au régime habituel. Il a dosé l'albumine tous les jours. Elle s'est maintenue invariablement pendant tout le mois à un gramme par litre. La quantité d'urines par 24 heures a augmenté (le malade ayant eu soin de recueillir ses urines dans un bocal les dimanches) de 2 à 3 litres. L'appétit du malade est devenu vorace : il dit avoir mangé quelquefois toute la journée. L'état général de sa santé est resté stationnaire. Aucun trouble n'a été observé.

OBSERVATION IX (personnelle)

Cheret Marie, veuve Peruin, polisseuse de caractères, âgée de 35 ans. Entrée à l'hôpital Broussais, le 2 décembre 1895, lit n° 20, dans le service de M. le Dr Barth.

Antécédents héréditaires. — Grands parents paternels inconnus. Grands parents maternels morts tous les deux avant 40 ans, de tuberculose.

Mère morte tuberculeuse à 32 ans.

Père mort à 72 ans, malade du cœur et albuminurique.

Sœurs et frères. — Une sœur morte jeune de tuberculose à Broussais. Un frère, 45 ans, crache le sang. Un autre frère, âgé de 36 ans, épileptique.

Enfants. — A 30 ans, la malade fait une fausse-couche par intoxication saturnine.

Antécédents personnels. — Gourme jusqu'à 12 ans. Aucune maladie infectieuse dans la première enfance. Pas d'antécédents syphilitiques ni rachitiques. A 10 ans, fièvre typhoïde. Réglée à 12 ans. Règles normales. Pas de chlorose. De 22 à 34 ans, la malade exerce le métier de polisseuse de caractères. Pendant cette période de sa vie, elle est soignée à l'hôpital Charité sept fois pour coliques saturnines. Migraines fréquentes, accompagnées de vomissements bilieux. A 30 ans, rhumatisme articulaire aigu, soigné pendant deux mois à l'hôpital Necker. La malade se souvient qu'on n'a trouvé ni albumine ni maladie de cœur, consécutive à cette maladie.

Depuis 5 ans à peu près la malade a eu des insomnies

tenaces, fourmillements, démangeaisons par tout le corps, crampes dans les mollets, vertiges et éblouissements, doigt mort quelquefois, constipation opiniâtre, inappetence absolue. Depuis un an elle a observé que ses mains et ses pieds enflaient. Mais elle ne se souvient pas d'avoir jamais eu d'œdème des paupiéres, ni de bouffissure de la face. Il y a 3 ans, la malade a eu de l'anurie et du tenesme vésical intense pendant 15 jours, traité par le chiendent nitré et infusion de bardane, qui rétablissent très bien la fonction urinaire. Il y a deux ans, on soigne à la Charité son avant dernière colique de plomb et on ne trouve pas d'albumine. Depuis quelques années aussi la malade se dit être dans un état d'esprit continuellement triste et rouler toujours des idées noires.

Il y a 6 mois la malade est entrée dans le service de M. le Docteur Gilbert à Broussais pour soigner une colique de plomb.

C'est là qu'on s'aperçoit pour la première fois qu'elle est albuminurique. Améliorée par les 15 jours de traitement par le régime lacté intégral, la malade quitte Broussais pour partir au Vésinet (maison de convalescence). En sortant de là elle éprouve après 3 mois de travail de l'inappétence, des maux de tête, maux des reins, éblouissements, vertiges, coliques dans le ventre, constipation (par d'œdème des jambes ni des paupières cependant) et entre dans le service de M. le Docteur Barth le 13 novembre 1895. On diagnostique une colique de plomb et on trouve 1 gr. 50 d'albumine par litre. On lui administre une série de purges (traitement de la Charité) et le régime lacté intégral. Après 3 semaines de ce traitement l'albuminurie tombe à 0 gr. 50, et la malade se jugeant suffisamment améliorée quitte le service le 29 Novembre 1895. Rentrée chez elle la malade est reprise d'étouffements, de maux de tête, de vomissements, crampes, vertiges, éblouissements, palpitations. Elle rentre à l'hôpital le 11 Décembre. Cette fois ci elle est rangée parmi nos malades et nous sommes chargée d'en prendre l'observation.

Etat à l'entrée. — Température normale. Amaigrissement extrême. Facies couleur de cire ; la peau est tendue sur les os sans trace de bouffissure ni d'œdème de paupières. Sub-ictère léger des conjonctives. Inégalité papillaire considérable, mais la malade prétend avoir observé depuis 8 ans que la pupille droite était plus grosse que la gauche. Dans la bouche un liseré de Burton très appréciable.

Poumon. — Sonorité et bruits normaux.

Appareil circulatoire. — Artères radiales et temporales très dures, athéromateuses. A la base du cœur deuxième bruit très clangoreux, éclatant, à timbre métallique. Bruit de galop à la pointe du cœur.

Rein. Quantité d'urine par 24 heures, 1000 grammes.

Albumine 2 gr. 50 par litre.

Tube digestif. Foie petit. Langue légèrement saburrale, Constipation opiniâtre. Nausées fréquentes survenant sans régularité par rapport aux repas. De rares vomissements bilieux. Inappétence absolue.

Système nerveux : caractère mobile, mélancolie habituelle. Pas de troubles de sensibilité. Réflexes normaux.

Traitement. Régime lacté intégral.

Du 11 décembre jusqu'au 15 janvier l'état général se maintient stationnaire. Le 15 janvier on administre la teinture de cantharides.

Date	Quantité d'urine par 24 h.	Quantité d'albumine par litre	Quantité des goutte de la teinture des cantharides
15 Janvier.....	1000 grammes	2 gr. 50	I goutte
16 »	1000 »	2 gr. 50	II »
17 »	1000 »	1 gr. 75	III »
18 »	1000 »	2 gr. 50	IV »
19 »	1500 »	2 gr. 50	IV »
20 »	1000 »	6 gr. »	VI »
21 »	1300 »	2 gr. 50	VI »
22 »	1300 »	1 gr. 75	VI »
23 »	800 »	7 gr. »	suppression

Pendant toute la durée du traitement, la malade est mise au régime lacté intégral, cependant nous apprenons par la voisine qu'elle s'alimentait en cachette. Pendant 10 jours qui suivent la suppression de la teinture de cantharides, l'état général de la malade qui est mise d'abord à l'eau albumineuse, puis au régime lacté intégral, s'aggrave, elle a de l'insomnie, des vomissements bilieux fréquents, de l'agitation, du délire. Vers le 31 janvier, gémissements continuels, étouffements. On lui pose des ventouses sèches sur la région lombaire tous les jours, elle respire six ballons d'oxygène par 24 heures. La quantité d'urine baisse progressivement à 300 grammes par 24 heures, l'albumine monte à 12 grammes par litre.

Le 5 février il y a rétention d'urine, état semi-comateux, agitation continuelle. On administre à la malade 2 piqûres de morphine par jour. Pendant 5 jours qui suivent, la mort de la malade paraît certaine d'un jour à l'autre. On s'étonne tous les matins de la trouver encore à sa place, semblant un corps privé de vie, plongée dans la somnolence continuelle. On retire par le sondage tous les jours à peu près 300 grammes d'urine, la malade urine par regorgement. Jusqu'au 12 février l'albuminurie varie entre 10 et 12 grammes par litre. A cette date la malade commence à vider sa vessie en urinant seule, paraît plus éveillée, la dyspnée et l'agitation disparaissent, elle prend très bien 3 litres de lait par 24 heures et demande à manger davantage. On lui accorde la permission de manger à son gré : soupes, potages, œufs, viandes. Malgré ce régime et deux piqûres de morphine par jour, l'albuminurie se maintient d'abord à 4 grammes par litre, puis descend à 2 gr. 50. La quantité d'urine reste toujours à 500 gr. par 24 heures.

Cet état de santé de la malade reste à peu près stationnaire jusqu'au 5 mars. On fait régulièrement à la malade deux piqûres de morphine par jour.

Depuis le 5 mars l'état général de la malade s'aggrave. Ses jambes enflent, son haleine devient très fétide, elle est plongée dans une somnolence continuelle, ne se réveille que pour manger. La quantité d'urine se maintient à 500 gr. par 24 h., l'albuminurie remonte brusquement à 8 gr. par litre. On continue les piqûres de morphine, la malade refuse le régime lacté.

Du 9 au 19 mars, l'albuminurie se maintient à 7 gr. et demi, la quantité d'urine à 500 gr. par 24 h. L'œdème périphérique remonte jusqu'à la région épigastrique. La somnolence est continuelle ; réveillée, la malade répond cependant avec netteté aux questions qu'on lui pose. Pas de délire, pas de dyspnée ni respiration de Scheynes-Stokes. Un peu de diarrhée. Quelques vomissements bilieux. On continue les piqûres de morphine, ventouses sèches sur la région lombaire, respiration d'oxygène.

Du 20 au 31 mars la quantité d'albumine tombe à 4 gr. la quantité d'urine à 500 gr. L'œdème généralisé fait toujours des progrès. La somnolence est continuelle et profonde, il est difficile d'en tirer le malade par des questions. L'appétit est cependant encore assez bien conservé.

Traitement : Oxygène ; 2 piqûres de morphine par jour.

Du 1er au 4 avril, état semi-comateux sans agitation, sans dyspnée, sans respiration de Scheynes-Stokes. Respiration très faible, battements cardiaques à peines perceptibles. La malade refuse de s'alimenter et fait tous ses besoins sous elle. Température au-dessous de la normale.

4 Avril. — La malade meurt à 5 heures du matin.

Autopsie. — Cœur : forme globuleuse. Enorme hypertrophie du ventricule gauche. Les parois du cœur sont rigides et épaisses.

Cavité thoracique. — Ventricule droit flasque, peu épais, vide de sang.

Pas de lésions superficielles.

Aorte athéromateuse.

Poumon. — Pas de tubercules ni aux sommets ni dans aucun point du parenchyme pulmonaire. Carnification des deux poumons, surtout marquée aux lobes inférieurs. Pas d'épanchement dans la plèvre.

Cavité abdomninale : Reins, se décortiquant assez facilement, très petits, atrophiés, dégénérés à surface granuleuse, gris rosés, par-semés de petits mamelons roses se détachant sur le fond gris. Substance corticale d'une épaisseur de deux millimètres, d'aspect lardacé. Substance médullaire pâle, homogène. Pas de kystes, pas de tractus cicatriciels. Orifices vasculaires béants. Epaisseur marquée des parois artérielles. Pas de lésions des bassinets.

Foie petit, lisse, assez résistant à la coupe, se déchirant avec difficulté. La coupe présente un piqueté rougeâtre, fin, dont la signification est inderminé à l'œil nu. Capsule de Glisson un peu épaissie.

Rate d'aspect et volume normaux. Utérus en latéroflexion. Pas d'adhérences aux trompes.

Cerveau bien constitué, normal à la coupe.

OBSERVATION X (personnelle)

Breton Paul, âgé de 44 ans, manœuvre (porteur de charges), entré à l'hôpital Broussais le 10 juin 189 , salle Delpech, lit n° 20 dans le service de M. le docteur Barth.

Antécédents héréditaires. — Inconnus.

Antécédents personnels. — Pas d'antécédents rachitiques ni syphilitiques. Le malade est athritique sans avoir jamais eu de rhumatisme articulaire aigü. Aucune maladie d'enfance. De 23-25 ans, le malade exerce le métier de boulanger. De 25 à 32 ans il *manie le plomb*. Il a deux fois des coliques saturnines et sur l'avis d'un médecin, quitte ce métier et se fait porteur de charges. Tous ces métiers exposent le malade à l'alcoolisme. Il dit avoir bu, déjà à 15 ans, 4 litres de cidre par jour.

Il est réformé du service militaire pour faiblesse et tremblement du bras droit. A 41 ans, hydrocèle opéré avec succès à Necker. Pas de syphilis ni de blennorrhagie. Depuis 5-6 ans le malade dit avoir de la polyurie et de la pollakiurie, nocturne surtout. A 43 ans il se refroidit, a des frissons, des douleurs dans la région lombaire, maux de tête, crampes, insomnie, douleurs aux creux épigastrique et oppression. Ces symptômes atténués un peu par le repos n'ont jamais cessé complètement et se sont aggravés au contraire depuis 3 semaines sous l'influence du surmenage et d'un mauvais régime.

Les pieds du malade ont enflé jusqu'à la cheville, il éprouvait de la céphalalgie frontale continuelle, oppression, étouffements, faiblesse extrême. Il se décide alors à entrer à l'hôpital le 10 juin 1896, où on lui trouve l'état suivant : pouls et température normaux. Varicosités des pommettes, artères radiales et temporales dures, athéromateuses.

Poumon : Thorax dolicoïde. Sonorité normale partout, plutôt exagérée. Un peu d'engouement œdémateux des bases. Râles sibilants disséminés dans toute la hauteur des deux poumons.

Cœur. Matité élargie dans le sens transversal.

Le cœur bat dans le Ve espace intercostal. Pas de bruits de souffle. Bruit de galop à la pointe. Deuxième bruit du cœur à la base très clangoreux. Pouls régulier à 72e, bondissant et dépressible. Artères radiales dures, athéromateuses.

Langue jaunâtre, légèrement saburrale. Constipation. Foie dépassant de trois travers de doigts les fausses côtes.

Rate normale. Quantité d'urine en 24 heures 1500 gr. Albumine 1 gr. 50 par litre.

Traitement. Régime lacté intégral.

Du 10 au 22 juin la quantité d'urine se relève à 2500 grammes, l'albumine revient à 0 gr. 05 cent. par litre au bout de 5 jours de traitement par le régime lacté et se maintient à ce niveau. L'état général du malade s'amémeliore un peu, mais la dyspnée persiste toujours de même que l'œdème des jambes, avec très peu d'amélioration dans l'état du poumon.

On administre alors I goutte de teinture de cantharides le 22 juin, II gouttes le jour suivant, III gouttes le 24 juin. L'état général du malade s'aggrave alors, la dyspnée devient intense, l'œdème des jambes remonte jusqu'aux cuisses, le malade a soif d'air. Pas de modification appréciable de la quantité des urines, qui se maintiennent à 1,500 gr, par 24 h., mais l'albuminurie remonte à 1 gr. par jour le 2e jour de l'administration de la cantharide, qu'on supprime immédiatement.

Traitement. — Ventouses sèches sur le dos et la région lombaire. Oxygène. Caféine 0,50, régime lacté intégral.

Depuis le 25 juin jusqu'au 2 juillet (le malade étant au régime lacté absolu) l'albuminurie descend progressivement à 0 gr. 30 ; quinze jours après elle baisse encore davantage pour atteindre la quantité de 0 gr. 05 par litre. La quantité d'urine reste stationnaire. On administre alors 0 gr. 30 de macération de feuilles de digitale, après quoi la quantité d'urine remonte progressivement à 3.000 grammes par 24 heures, la quantité d'albumine restant stationnaire. L'œdème des jambes et la dyspnée disparaissent, l'état du poumon s'améliore. Le malade réclame sa sortie de l'hôpital et l'obtient le 29 juillet 1896.

Nous ne le revoyons plus depuis.

CONCLUSIONS

1° La teinture de cantharides est très utile dans le traitement des néphrites épithéliales aigües avec ou sans anasarque, chez des sujets jeunes, au début de la maladie surtout.

2° C'est un diurétique remarquable lorsqu'elle est employée dans les cas sus-indiqués.

3° Elle abaisse le taux d'albumine chez les néphritiques épithéliaux jeunes, même en dehors du régime lacté intégral (et lorsqu'on a constaté par l'observation antérieure que l'albuminurie n'avait aucune tendance à baisser spontanément.)

4° Les expériences faites sur les animaux par M. le professeur Cassaët et par son élève le Dr Callen, les expériences antérieures de M. le Dr Sigmund, ont démontré qu'elle relève le taux de l'urée, augmente la toxicité des urines chez les brightiques ; donc elle favorise la dépuration urinaire.

5° En réveillant l'appétit elle contribue à améliorer l'état général des malades.

6° Les effets obtenus se maintiennent un certain temps après la cessation du médicament.

7° Contre-indiquée dans les néphrites interstitielles des artério-scléreux et des saturnins.

8° Dans certains cas de tuberculose latente son administration provoque une ascension thermique.

9° A doses thérapeutiques de IX à XII gouttes, administrée à propos et avec les précautions voulues c'est un médicament inoffensif.

Vu :
Le Président de la Thèse,
POTAIN.

Vu : Le Doyen,
BROUARDEL.

Vu et permis d'imprimer :
Le Vice-Recteur de l'Académie de Paris,
GRÉARD.

BIBLIOGRAPHIE

Aufrecht. — Patholog. Mittheilungen t. II. Magdeburg 1883.

Aguzzoli (S. L.). — Thèse 1854, Paris. Sur les effets thérapeutiques des cantharides.

Andouin (J. V.). — Prodromes d'une hist. naturelle, chim. méd. pharm. des cantharides. Thèse Paris, 1825.

Bonillaud. — Recherches cliniques sur l'albuminurie cantharidienne (Revue méd. chirurg. 1843, t. III, p. 26.)

Beaupoil. — Thèse Paris, 1803. Vertus et principes des cantharides.

Cornil. — Sur les lésions du rein et de la vessie dans l'empoisonnement rapide par la cantharidine. Comp.-rend. Acad. de sc. Paris 1880, XC, 536-539, gaz. méd. de Paris 1880, 6, S., ü, 94. — Sur les lésions du rein dans l'empoisonn. lent par les cantharides. Journal de l'anatomie et de physiologie, 1870. — Bull. de la soc. méd. des hôpitaux de Paris, 1881, p. 26.

Cornil et Brault. — Etude sur la pathologie du rein. Paris, 1884.

Callen (P.) — Thèse 1893, Bordeaux. De la teinture de cantharides dans la néphrite infectieuse.

Champy. — Thèse 1809, Strasbourg. Emploi interne et externe des cantharides.

Coulisson (J.) — Thèse 1878, Paris. Les effets physiol. et thérap. de la cantharidine dissoute dans le chloroforme.

Casenave. (A.) — Canthàrides. Dict. de méd. 2 éd. Paris 1834, vi, 335-354.

Chaumenton. — Cantharides. Dict. des sc. méd. Paris 1813, iv. 10-22.

Cassaët (E.) — De l'action de la teinture de cantharides. Compt. rend. soc. biol. Paris 1893, 9, S. V. 603-606.

Dourif. — Thèse 1849, Paris. Des effets de la cantharide sur les voies urinaires.

Du Casal. — Teint. de cantharides et albuminurie. Gazette hebdom. 26 octobre 1895 n° 43.

Demay. Thèse 1808, Paris. Usage intérieur des cantharides dans les cas d'inertie ou de paralysie de la vessie.

Devoto (L.) — Sull'azione della cantaridina. Boll. d. r. Acad. med. di Genova 1891, vi, 121-126.

Eliachoff Ida. — Ueber die Wirkung de Cantharidinr auf die nieren, Virchovs archiv. 94.

Faivre. — Thèse 1865, Paris. Cantharides à l'intérieur dans l'épanchement pleurétique.

Frankel. — Weitere Mittheilung über die Wirkung des Cantharidinsauren salzes. Vien. med. Bl. 1891 XIV 150.

Fontanelle Julia. — Observation sur un empoisonn. causé par une demi-once de cantharides et non suivi de mort. Rev. méd. franc. et étrang. Paris 1825. in. 400-404.

Gubler. — Article cantharidine des commentaires du Codex.

Gubler et Laboulbène. — Article Cantharides dans Dict. encyclop. des sc. médicales. Paris 1871 X ü. igo-241.

Giacomini. — Faits cliniques relatifs à la vertu thérapeutique de la cantharide et aux véritables antidotes de cette substance. Gaz. des hôp. Paris 1838, x ü, 373, 375, 396.

Galippe (V.) — De l'empoisonnement par la poudre de cantharides au point de vue de la méd. légale (J. d. connais. med. prat. Paris 1874, x li, 359-361. — Recherches sur l'empoisonnement par la poudre de cantharides. Compt. rend. à la soc. de Biol. 1874, Paris 1875. 6, s, i. pl. 2. 141-160.

Also. — Gaz. méd. de Paris 1875, 4, s, iv. 303 ; 304 ; 4 ob.

Guillot. — Thèse 1803, Paris. Usages des cantharides en médecine.

Guizot (S.) — Thèse Paris, 1854. Essai sur les cantharides.

Honnorat. — Paris, Thèse 1807. Histoire naturelle, chimique et médicale des cantharides.

Hippocrate. — Aphorismes.

Klippel. — Thèse 1807, Strasbourg. Action et emploi des cantharides.

Liebreich. — Action physiologique et thérapeutique des sels de cantharidine. Rev. sc. Par. XIV iü, 14. — Die Wirkung der cantharidinsäurensalzes. Thérap. Monatch. Berl. 1891, v. 169-176.

Lancereaux. — Communic. à l'Acad. de méd. sur le traitem. des néphr. épith. par la teinture de cantharides. Octobre 1892. — Seconde note « Semaine médicale » 8 février 1893. — « Leçons de clinique médicale » t. II, pages 269 et 504 (édition 1894.)

Lublinski (*W.*) — Ueber die therapeutische Wirksamkeit des Cantharidinsaurensalzes. Therap. monatsch. Berl. 1891, v, 239-243.

Lahouse. — Recherches expérimentales sur les lésions histologiques du rein, produites par la cantharidine, suivies de considérations sur divers symptômes de l'albuminurie chez l'homme. Brux. 1885. A Manceaux, 8°.

Lissoude. — De la cantharide. Thèse de l'école de pharmacie, mai 1869.

Lacomme (*Jean*). — Thèse 1895, Lyon. Vésication cantharidienne et cantharidate.

Merlet. — Thèse 1815, Paris. Usage interne et externe des cantharides en médecine.

Mirielle. — Thèse 1896. Sur les dangers du vésicatoire à la cantharide.

Morel Lavallée. — Mémoire sur le développement des fausses membranes à la surface interne de la vessie sous l'influence des cantharides appliquées sur la peau. Compt. rend. Acad. de sc. Paris 1884, XIX, 32. — Expériences. Paris 1884, XIV, 33-40. — Cystite cantharidienne. Arch. gén. de méd. Paris 1856, ii, 532-558.

Moses (*P. N.*) — Thèse 1885, Wurzburg. Recherches expérimentales sur l'action des cantharides.

Oellinger. — Ueber die Wirkung und Bereitung der cantharidin und der cantharidinpraparate. Ienaïsche. Ann. physiol, u. med. Jena 1850, i, 311-321.

Purin. — Observations raisonnées sur quelques faits rares de médecine pratique, précédées d'un aperçu topographique. Thèse 1809 (Observ. Effets des cantharides dans le catarrhe pulmonaire.)

Radecki (*R. F.*) — Die Cantharidinvergiftung 8° Dorpat, 1866.

Queuche. — Thèse 1823, Strasbourg. Cantharides.

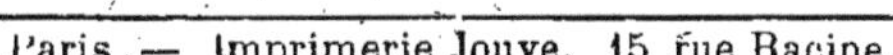
Paris — Imprimerie Jouve, 15 rue Racine.

www.ingramcontent.com/pod-product-compliance
Ingram Content Group UK Ltd.
Pitfield, Milton Keynes, MK11 3LW, UK
UKHW021109260726
13994UKWH00002B/798

9 782329 072913